EL PODER SANADOR DE LOS
baños
de bosque

Título del original inglés: *The Healing Magic of Forest Bathing. Finding Calm, Creativity, and Connection in the Natural World.*
© 2019. Julia Plevin
© 2020. De la traducción: Marta López Puentes
© 2020. De esta edición, Editorial EDAF, S. L. U. por acuerdo con The Crown Publishing Group, una división de Penguin Random House LLC de 1745, Broadway, New York, Nueva York 10019, representados por Iniciativas Empresariales Ilustrata, S.L.. Attn: Angela Reynolds, Espronceda, 300, 4-4. Barcelona 08027. España

Diseño: Gerardo Domínguez

EDITORIAL EDAF, S. L. U.
JORGE JUAN, 68. 28009 MADRID
http://www.edaf.net
edaf@edaf.net

ALGABA EDICIONES, S. A. DE C. V.
CALLE 21, PONIENTE 3323. ENTRE LA 33 SUR Y LA 35 SUR
COLONIA BELISARIO DOMÍNGUEZ
PUEBLA 72180, MÉXICO
jaime.breton@yahoo.com.mx

EDAF DEL PLATA, S.A. CHILE, 2222
1227 - BUENOS AIRES, ARGENTINA
edaf4@speedy.com.ar

EDAF CHILE, S. A.
COYANCURA, 2270, OFICINA 914, PROVIDENCIA
SANTIAGO - CHILE
comercialedafchile@edafchile.cl

Queda prohibida, salvo excepción prevista en la ley, cualquier forma de reproducción distribución, comunicación pública y transformación de esta obra sin contar con la autorización de los titulares de la propiedad intelectual. La infracción de los derechos mencionados puede ser constitutiva del delito contra la propiedad intelectual (art. 270 y siguientes del Código Penal). El centro Español de Derechos Reprográficos (CEDRO) vela por el respeto de los citados derechos.

Primera edición: Marzo de 2020

ISBN: 978-84-414-4008-1
Depósito legal: M-5185-2020

Impreso en España   Printed in Spain

GRÁFICAS COFÁS. Pol. Ind. Prado Regordoño. Móstoles (Madrid)

Julia Plevin

EL PODER SANADOR DE LOS

baños de bosque

CONECTA CON LA CALMA
Y LA CREATIVIDAD
A TRAVÉS DE LA NATURALEZA

Traducción de
Marta López Puentes

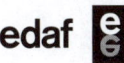

MADRID - MÉXICO - BUENOS AIRES - SANTIAGO

2020

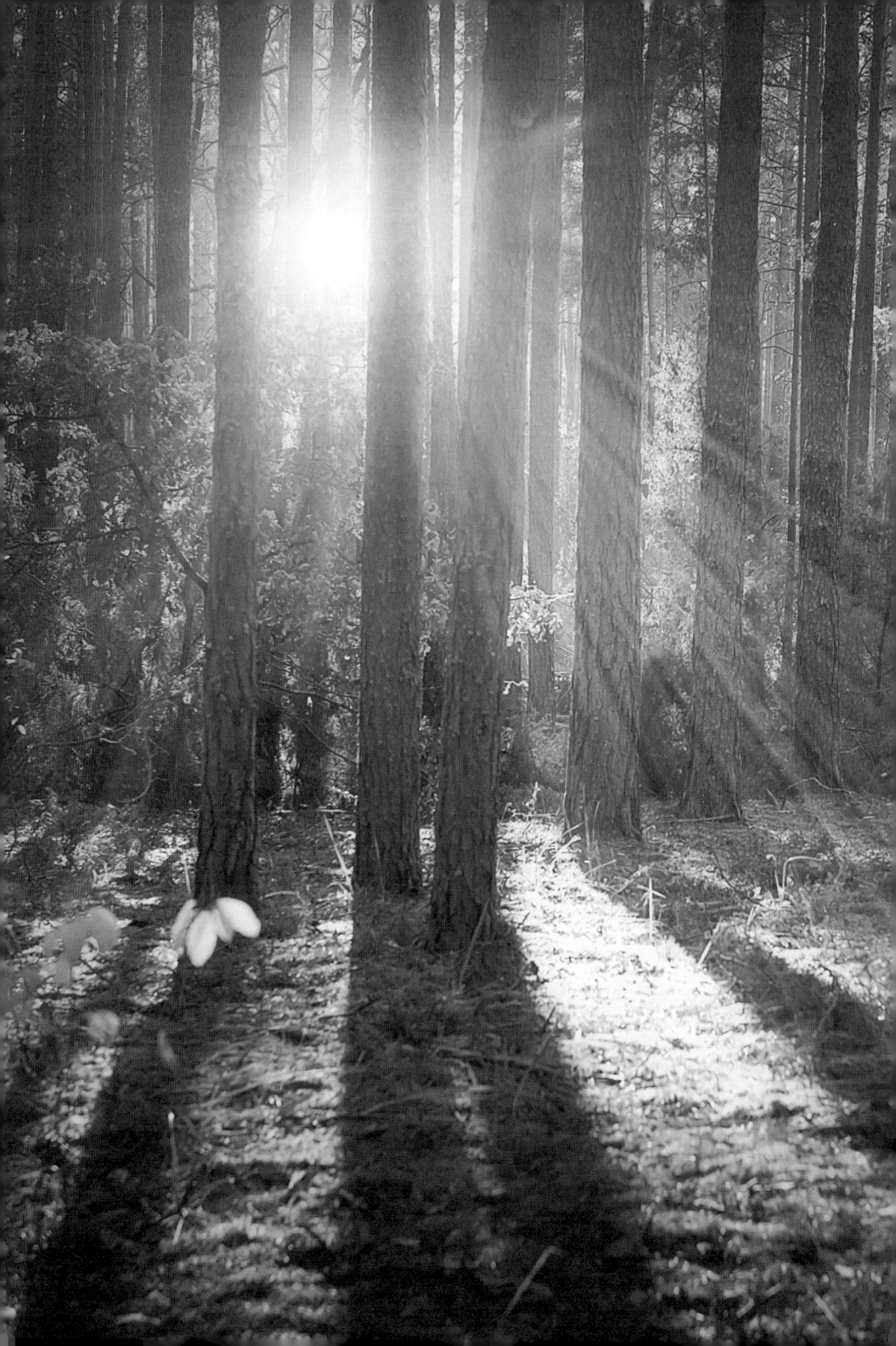

A todos aquellos que llegaron al bosque antes de mí, a los que lo hicieron conmigo y a todas las personas que lo harán después de mí, para la Madre Tierra y todos los que la habitamos.

CONTENIDO

11 INTRODUCCIÓN

17 PARTE 1
INICIA EL VIAJE HACIA LA RECONEXIÓN

18 Vive tu vida
25 Del Haiku al *shinrin-yoku*
30 Bienvenido al nuevo movimiento medioambiental
34 El baño del bosque como forma de vida

37 PARTE 2
ESCUCHA LA LLAMADA DEL BOSQUE

38 Prepárate para el viaje
45 Sal en busca de tu espacio
48 Decídete a aparecer
50 Sacúdete del polvo del camino
53 Desconectar para reconectar
55 Pon en práctica la presencia
57 Fija una intención concreta
60 Piérdete en el espacio

63 PARTE 3
ATRAVIESA EL UMBRAL

64 Reza una oración por el bosque
66 Pisa con cuidado
69 Haz ofrendas
71 Pide permiso
73 Cultiva la energía de los árboles
75 Conecta con un árbol
77 Saluda al sol

81 PARTE 4
MUÉVETE A TRAVÉS DE INVITACIONES

82 Camina en silencio
84 Encuéntrate en los fractales
87 Recobra el sentido común
91 Báñate de beneficios
95 Asombro
96 Déjalo ir
98 Encuentra tu ritmo
100 Canta al compás de la tierra
102 Vuelve a lo elemental
106 Habla con los árboles
109 Siéntate en un lugar sagrado

112	Toma un picoteo	157	Designa un árbol de oración
117	Enciende la chispa de tu creatividad	159	Honra al crecimiento antiguo
120	Duerme una pequeña siesta	163	Sana el planeta
123	Organiza una ceremonia		

127 PARTE 5
BUSCA TU VERDADERA NATURALEZA

- 128 Ámate
- 101 Sigue a tu corazón
- 135 Señales e indicaciones
- 139 Escucha el mensaje que la tierra quiere darte
- 142 Descubre tu propia medicina

- 167 NOTAS
- 175 AGRADECIMIENTOS
- 177 ÍNDICE TEMÁTICO
- 185 BIBLIOGRAFÍA RECOMENDADA
- 187 DATOS DE INTERÉS

147 PARTE 6
REGRESA DE VUELTA A CASA CON EL ELIXIR EN TU INTERIOR

- 148 Muéstrale tu gratitud al bosque
- 150 Dedica tiempo a reflexionar
- 152 Mantén viva la conexión
- 155 Comparte los nutrientes

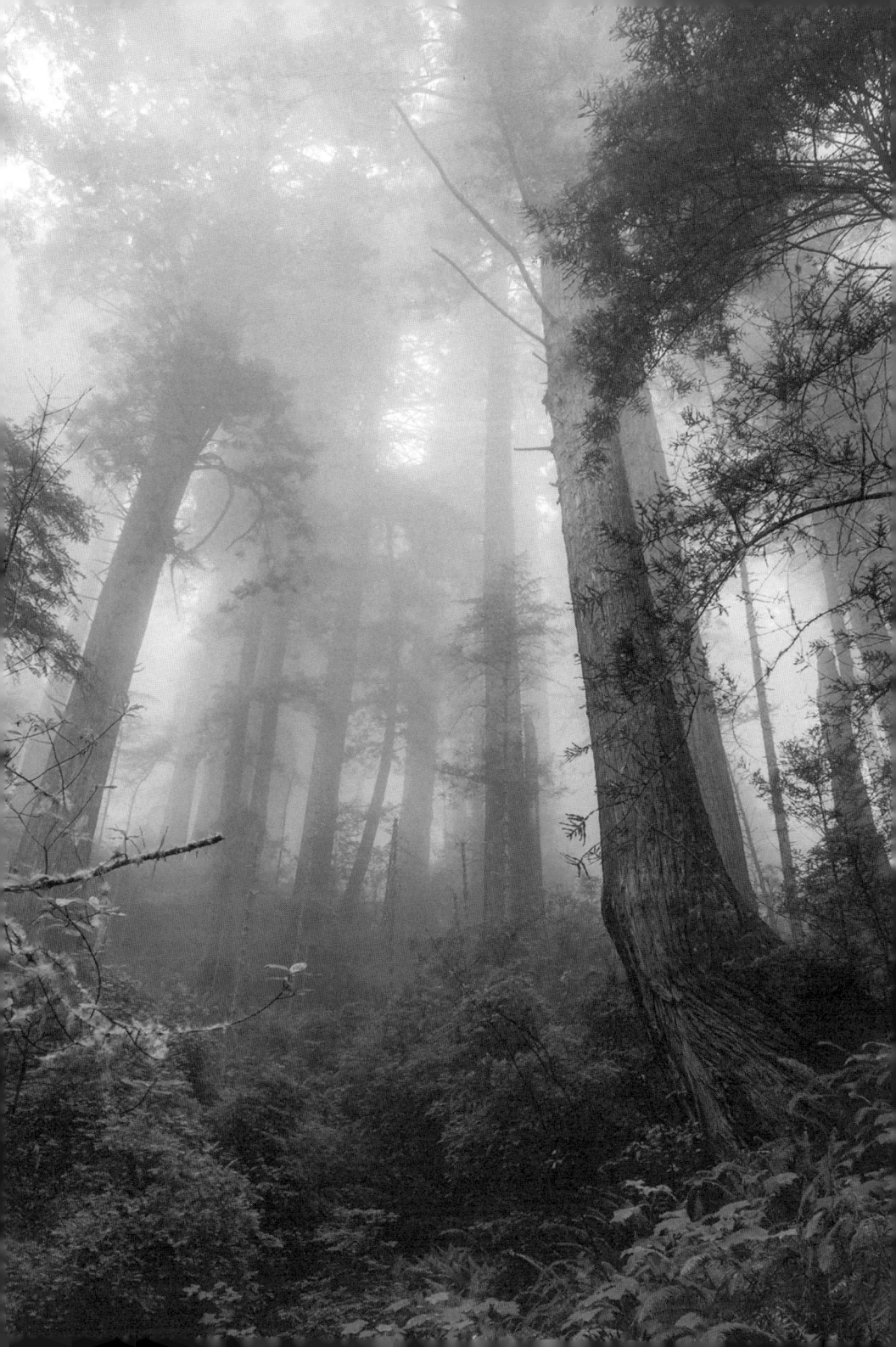

INTRODUCCIÓN

No importa cómo haya llegado este libro a tus manos, es el mero hecho de estar leyéndolo en este preciso instante lo que tiene un significado especial: una clara señal que indica que ha llegado el momento de emprender tu propio viaje hacia la reconexión. No hay más tiempo que perder ni margen para las excusas. Es el momento de empezar. El tema principal que aborda este libro es el baño de bosque, su origen y razón de existencia, y los motivos por los que, a día de hoy, esta práctica se considera más necesaria que nunca. Tu viaje comienza cuando te adentras en el bosque. Te invito a vivir esta experiencia.

> «Sal al bosque, hazlo. Si no sales al bosque, nada podrá suceder y tu vida nunca comenzará».
> CLARISSA PINKOLA ESTÉS, *Women Who Run with the Wolves*

CÓMO HACER DE ESTE LIBRO UNA HERRAMIENTA ÚTIL

Mi intención al escribir este libro es abrir la puerta al mundo del *SER* —el vínculo esencial del Universo— y así, y solo entonces, salir de tu camino. Estoy aquí para presenciar tu viaje y acompañarte en él. Tu historia será distinta a la mía; todos tenemos la oportunidad de vivir una experiencia diseñada única y exclusivamente para cada uno de nosotros. La tuya te está esperando.

A medida que avances con esta lectura, aprenderás sobre el viaje del baño de bosque. Las diferentes partes en las que este libro se divide son el reflejo de la estructura de un baño de bosque: desde el momento inicial en el que comienzas a prepararte para el viaje, hasta el punto en el que, al concluir la experiencia, integras el elixir del bosque en tu vida cotidiana. Conocerás con detalle diversos rituales que podrás llevar a la práctica durante el baño de bosque, así como las diferentes herramientas de las que puedes hacer uso en la práctica. Serás capaz de discernir qué práctica en concreto será más acorde en ese momento, dependiendo de diversos factores, como puede ser tu ubicación. Ser conocedor de cada práctica te proporcionará la habilidad suficiente para vivir la experiencia del baño de bosque, aunque en ese instante estés frente a tu mesa de trabajo.

Sin embargo, la verdadera magia sucede cuando sales a caminar por el bosque. Aunque puedas tener las nociones teóricas básicas sobre el baño de bosque, experimentarlo de manera física cambiará tu vida por completo. Tanto la lectura como la escritura son prácticas cognitivas que estimulan el desarrollo intelectual, mientras que la finalidad principal del baño de bosque pone el foco en la desconexión mental. Por lo tanto, si en algún momento decides aparcar este libro a un lado y salir a dar un paseo por el bosque, me sentiré realizada y verdaderamente satisfecha. Cuando tomas las riendas de tu propia vida, te liberas.

La conexión con la naturaleza es un asunto muy personal, íntimo, y hay que tratar con cierta delicadeza. He hecho todo cuanto he podido facilitando una estructura pautada para la práctica del baño de bosque, al mismo tiempo que te brindo un espacio que puedes considerar como propio para que puedas llenarlo de experiencias y tradiciones basadas en tus vivencias, en tus creencias, tus raíces, y en las particularidades culturales o sociales con las que has crecido. Sea como fuere, esta práctica es tu derecho innato.

A lo largo de este libro descubrirás que los términos «Naturaleza», «Tierra» y «Universo» se usan indistintamente, y lo planteo de esta forma, ya que en la cultura occidental no existe un solo término que designe al mundo «que trasciende lo humano». Trato de poner el foco en el carácter místico de la existencia. Una gran variedad de culturas comparte concepciones similares acerca de la visión de la Tierra como fuerza femenina, así como del planeta al que nos referimos consideramos el hogar al que siempre podremos volver. Conocida como «Gaia», «Shakti», «Madre Tierra» o «Pachamama», la Tierra es sin lugar a duda femenina. Nosotros somos un reflejo de la Tierra, y la Tierra es el reflejo de lo que, como seres humanos, somos. Si te resulta difícil comprender esta concepción o incluso te parece extraña desde el punto de vista cósmico, entonces prepárate para el viaje que está a punto de empezar: ¡será salvaje!

El baño de bosque es el camino que te lleva de vuelta hacia lo salvaje; es lo más natural y al mismo tiempo la tarea más difícil de llevar a cabo. Es una sacudida a todas las conductas que hemos aprendido hasta el momento para así poder reencontrarnos con nuestro verdadero ser y, con ello, con la red que une a todos los seres vivos. En cualquier parte en la que nos encontremos, sentiremos la llamada del bosque reclamando nuestra atención. Desean tener visibilidad y presencia en nuestra vida, y es esta razón la misma que los empuja a hacer todo lo que está en su poder, para así lograr que disminuyamos la velocidad con la que caminamos por la vida y tomemos conciencia sobre ella. Los bosques y los árboles nos llaman; necesitan nuestra ayuda tanto como nosotros necesitamos la suya. La salvación es recíproca y el beneficio que obtenemos es mutuo. El impulso que late en lo más profundo de tu corazón y que te pide ir al bosque no es fruto de tu imaginación; está lleno de una verdad innegable.

Puede que empieces con un paseo por el bosque; sin embargo, el verdadero baño de bosque va mucho más allá; se extiende a rituales y prácticas que, con el paso del tiempo, incorporarás en tu día a día. Un baño de bosque no es el tipo de experiencia acerca de la cual piensas: «está bien, pruebo una vez y nada más». No existe una manera correcta o incorrecta como tal de realizar el baño de bosque; es una experiencia muy personal en la que cada persona que pueda vivenciarla, encontrará la forma idónea que más se adecúe a sus necesidades.

Comienza con la mera intención de reconectar con la Naturaleza y la convicción de estar muy lejos del verdadero origen; la vida que deseas está al otro lado de todo aquello que os separa. Durante el proceso, volverás a aprender algunos de los principios más básicos y esenciales del humano —cómo caminar, cómo respirar, de qué manera abrir tu corazón y cómo estar realmente presente, entre otros aspectos.

No existen dos baños de bosque iguales. Cuando te adentras en el bosque, puede que seas partícipe de la experiencia que verdaderamente necesitas en lugar del baño de bosque que has idealizado y que, como resultado, quieres llevar a la práctica. El baño de bosque no requiere un período de tiempo concreto. Algunos días puede que te sobre tiempo para dedicar varias horas a sumergirte en la naturaleza. Habrá sin embargo otros días en los que tu tiempo sea tan limitado que solo puedas emplear unos minutos para conectar, sin embargo, ese tiempo mínimo será sagrado. Puedes disfrutar del baño de bosque tantas veces como lo desees, y en cada una de estas ocasiones serás capaz de percibir un elemento diferenciador, por mínimo que sea, que lo haga distinto al baño de bosque anterior. Existen infinidad de activaciones y maneras de conectar; encontrarás la que mejor se adapte a ti en ese momento. Confía en el bosque: su única pretensión es crear la experiencia perfecta para ofrecértela.

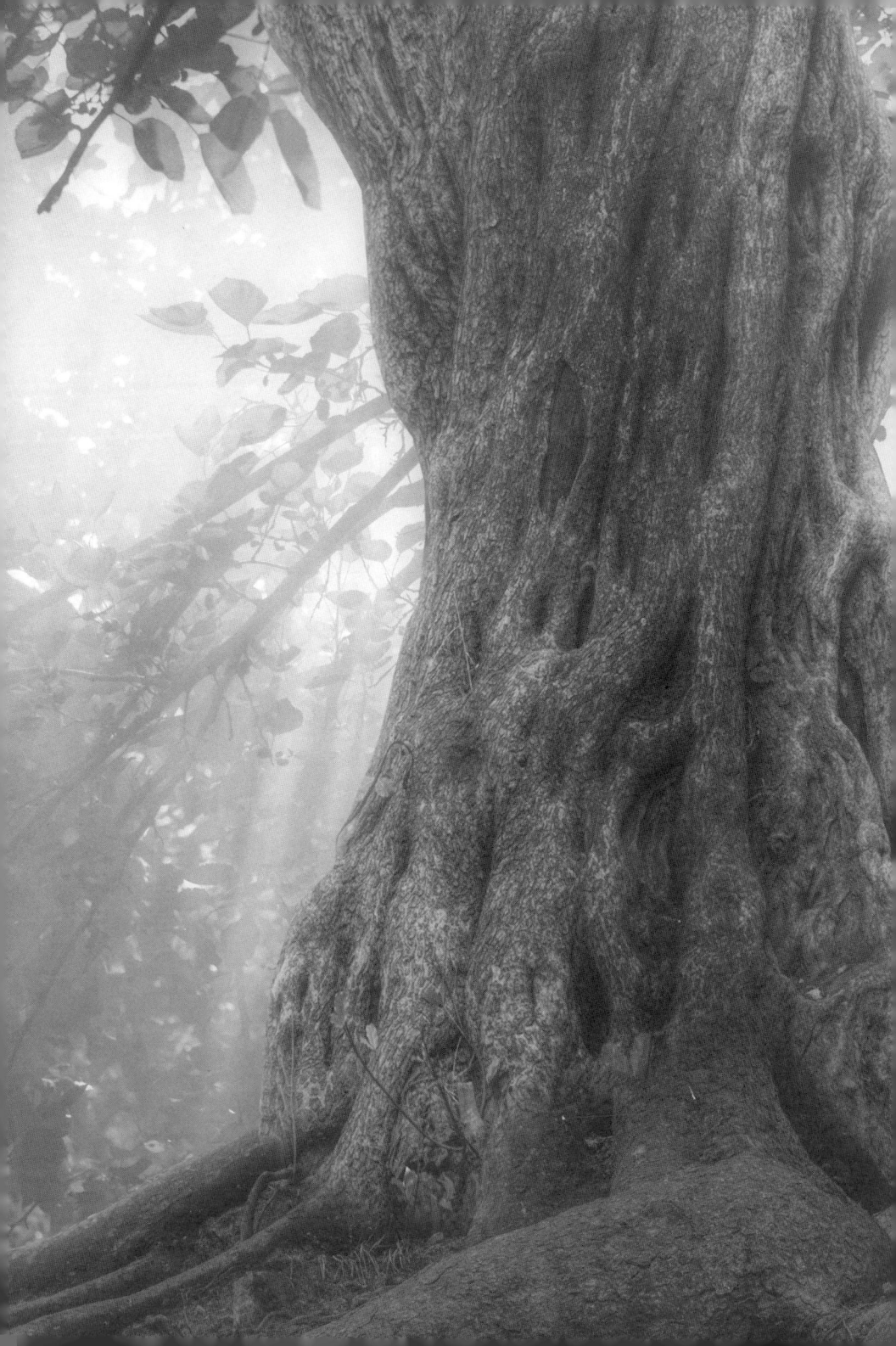

PARTE 1

INICIA EL VIAJE HACIA LA RECONEXIÓN

La tarea más importante y gratificante que como humanos podemos llevar a cabo aquí y ahora es la de reconectar con nosotros mismos, con los demás y con la naturaleza. Las mejores historias de reconexión parten del mismo punto: un estado de absoluta desesperación. El viaje comienza antes de que incluso tú mismo seas plenamente consciente de ello. La llamada para regresar a la naturaleza —tu auténtica naturaleza— nace de lo más profundo y a menudo se manifiesta en forma de caos en tu vida, hasta que, llegados a ese punto, comienzas a darle la atención que realmente merece. Si dedicas un momento a escuchar con detenimiento, es posible que sientas la llamada antes de que sea más intensa.

Así sucede el baño de bosque.

VIVE TU VIDA

Aunque pueda parecer dramático, es cierto: el baño de bosque me salvó la vida. A través del baño de bosque he aprendido a vivir mi propia vida en lugar de la vida que, en general, se esperaba que viviese, basándome en el lugar en el que nací, lo que mis padres o amigos esperaban de mí, dónde estudié y en qué ámbito me especialicé... entre otros muchos aspectos que, si nos detenemos a considerar, terminamos por vivir la vida de otra persona que no somos nosotros.

Dicen que la medicina que ofreces a los demás es la misma medicina que tú necesitas. La mía es definitivamente el baño de bosque. Y la tomo todos los días.

Considero que soy una persona con una gran sensibilidad, además, he atravesado momentos de enfermedad sin explicación alguna, he llegado a experimentar ansiedad a un nivel muy intenso e incluso una depresión que resultó debilitarme por completo. La primera vez que descubrí los baños de bosque fue en Nueva York, mientras estudiaba diseño en una escuela especializada. Toda mi vida he sido una de esas personas que vive en continuo contacto con la naturaleza, y solía sentirme mejor cuando practicaba senderismo, surf, escalada o cualquier otra actividad que fuese al aire libre. Sin embargo, cuando me mudé a Brooklyn y empecé a estudiar en Manhattan, la falta de contacto directo con la naturaleza que hasta entonces había tenido, pasó a ser una carencia que se manifestó de forma física en mi cuerpo, con una sensación de picor continuo que me recorría por completo y que, por más que lo intentase, no lograba calmar.

Impulsada por esta experiencia, decidí entonces centrar por completo mi tesis final de posgrado en la psicoterrática —o cómo influye el estar desconectado de la naturaleza en nuestra salud mental. Aunque en un principio empezó como una investigación puramente académica, a medida que avanzaba y leía con detenimiento cada una de las páginas, comencé a verme reflejada en cada una de ellas.

Soy consciente de que padezco un trastorno afectivo estacional (TAE) que brotó durante mi etapa universitaria en la Universidad de Dartmouth. En este sentido, no soy la única persona que lo sufre: diversos estudios han constatado que el déficit de luz resultante de la oscuridad invernal afecta, de una forma u otra, al 20 por ciento de la población de Estados Unidos[1]. Sin embargo, el TAE no es la única forma en que la naturaleza se manifiesta afectando de manera directa al ser humano: la falta de conexión con la naturaleza es la principal causa de gran parte de la inestabilidad mental y emocional que sufrimos.

Pensé que mejoraría al dejar atrás el gris monocromático de la ciudad de Nueva York y me mudase al soleado oeste de California, pero, tal y como era de esperar, todos los problemas que hasta ese momento me acompañaban, siguieron haciéndolo por cada punto del país por el que me movía, sin excepción alguna. Entre problemas de salud, ataques de ansiedad, depresión, una relación sentimental que había fracasado, asumir el pago de créditos universitarios que me parecían desorbitados y una búsqueda incesante de trabajo, yo trataba de mantener con todas mis fuerzas la apariencia de cara a los demás, de tal modo que pareciese que todo estaba en calma y que yo tenía el control sobre todo lo que acontecía en mi vida, abordando las situaciones, además, desde un estado de absoluta armonía vital. Lejos de mi pretensión, flaqueé, me sentí realmente agotada y desgastada hasta el punto de no lograr encajar las piezas de la vida, así que simplemente me di por vencida. Y al rendirme, me resigné. Lo que no sabía era que la vida realmente comienza cuando dejamos de intentar controlarla, al menos eso fue lo que a mí me sucedió.

Me encanta salir a correr, y considero que soy una atleta bastante ávida, de hecho, solía ir corriendo siempre a cualquier lado al que tuviese que ir. Había ido corriendo por la vida como si se tratase de una competición, como si existiese una línea de meta y tuviese que ser la primera en llegar a ella. Acostumbraba a ir corriendo a hacer cualquier recado, con las bolsas de la compra, porque hacerlos andando me suponía una pérdida de tiempo. Durante años, el poco tiempo que dedicaba a estar en el bosque era cuando salía a correr por la montaña.

Un día, mientras competía en una carrera en el Mount Sutro Forest (un bosque situado en la parte urbana del oeste de San Francisco) un hombre detuvo mi marcha.

«¡Oye! ¿Sabes por qué hay cintas alrededor de estos árboles?», me preguntó.

«No», respondí, mientras seguía corriendo. «¡Acabo de mudarme aquí! Esta es la primera vez que vengo». No me gustaba que me interrumpiesen mientras estaba corriendo. Pero el hombre siguió hablando. Me dijo que estaban talando los árboles y, a raíz de eso, me pidió que visitase una página web para así poder tener más información al respecto sobre todo lo que estaba sucediendo, sutroforest.com.

Una sensación de angustia me invadió durante el resto de la carrera. Cuando llegué a casa y accedí a la página web, me horroricé. ¿Cómo podía ser posible que un bosque situado en medio de una ciudad tan ecoconsciente como lo era entonces San Francisco estuviese en peligro de ser talado? ¿Quién más sabía sobre lo que estaba aconteciendo? Entonces decidí hacer todo lo que estuviese en mi mano para proteger este lugar.

De lo que no era consciente en ese instante era de que el Mount Sutro Forest me estaba llamando. El bosque necesitaba ayuda. Fue necesario que un desconocido se interpusiese en mi camino para lograr que frenase, saliese de mi propia cabeza y me diese cuenta de lo que estaba sucediendo a mi alrededor. Es el Universo el que debe haber sido el artífice al enviar a este hombre para transmitirme el mensaje que estaba obviando continuamente. De no haber sido por él, probablemente seguiría corriendo en la rueda de la vida.

Justo acababa de finalizar mis estudios de posgrado, pero el verdadero trabajo apenas había comenzado. Empecé a entender la concepción sobre la conexión con la naturaleza como cura para todas aquellas situaciones en las que el estar desconectado de ella es motivo suficiente para enfermar. Era demasiado fácil y evidente como para ser verdad. Me rendí a la llamada del bosque. Al comenzar a conectar con la naturaleza para poder sanar, y al hacerlo desde lo más profundo, algo mágico y que trasciende la lógica sucedió. Mi vida empezó a expandirse y a crecer de una manera que jamás hubiera sido capaz de imaginar. La ansiedad, el estrés y el miedo que me hacían enfermar y que conseguían hacer de mí un ser más pequeño de lo que realmente era, comenzaron a remitir, y poco a poco empecé a confiar en el proceso de evolución natural de mi vida, así como los helechos confían en que desplegarán sus hojas y crecerán.

Cada vez que hacía referencia a los baños de bosque en medio de una conversación, los ojos de las personas que me rodeaban brillaban de una forma especial. «¡Yo quiero!» me decían, incluso sin estar totalmente seguros de lo que eran los baños de bosque. Era como si fuera el subconsciente el que hablaba por ellos. Llegados a este punto y después de haber facilitado la práctica del baño de bosque a cientos de personas, puedo constatar su importancia y trascendencia como práctica universal. A nadie se le ha ocurrido hasta el momento decir: «¿La naturaleza? No. No va conmigo». No importa quiénes seamos, el aspecto que tengamos o dónde hayamos estado, pues todos venimos de la naturaleza. La naturaleza es hogar para cada uno de nosotros, y el baño de bosque es el camino hasta llegar a él.

«Es más fácil vivir a través de otro, que convertirte en una persona completa. Es atemorizante la libertad de dirigir y planificar tu propia vida, si no lo has afrontado antes. Es atemorizante cuando una mujer, finalmente, comprende que no hay respuesta a la pregunta: '¿quién soy?', excepto la voz que resuena en su interior».

BETTY FRIEDAN, *La mística feminista*

Yo misma creé en meetup.com el Forest Bathing Club (Club de Baños de Bosque) con la única pretensión de saber si alguien querría acompañarme en las excursiones que hacía al bosque. Me aventuré a crear este club porque *necesitaba* de su existencia. Apenas unos meses después, el grupo había crecido hasta alcanzar más de quinientas personas, y mientras tanto, una gran masa de periodistas procedentes de todas partes del mundo daban cobertura a la noticia de los baños de bosque como si de una noticia de última hora se tratase. Al poco tiempo, la gente que había estado realizando esta práctica durante décadas, apareció de la nada en mi vida para darme las nociones necesarias para profundizar en mi propia práctica. Fue a partir de ese momento cuando empecé a sentir la llamada de determinados lugares y personas que, como yo, emprendían este viaje hacia el reencuentro y la reconexión.

No hay explicación lógica alguna que responda al porqué del impulso que tomó el club en tan poco tiempo, pero sabía que aquello era algo que escapaba a mi control. Me dí cuenta de que estaba inmersa en algo mucho más grande que yo, algo con un diseño mejor del que yo nunca podría llegar a diseñar. Estaba creando junto al mejor diseñador que pudiese existir: la Madre Tierra. Tenía la sensación de estar haciendo lo que se me había encomendado en la Tierra, en el momento indicado, y el espíritu de los bosques estaba impulsando con fuerza mi trabajo para que siguiese creciendo y avanzando. Cuando me sentía estresada o ansiosa, encontraba la manera idónea de conectar con la naturaleza y así, sentía la total convicción de que, mientras realizase esta importante labor y la compartiese con tanta gente como fuese posible, recibiría el apoyo que necesitaría.

Cada vez que voy al bosque, aprendo algo nuevo que incorporo a mi práctica de baño de bosque. Creé un proceso que me permite alcanzar mi estado de presencia plena, serenar mi mente, desatar mis miedos, liberarme y pedir a la Tierra por mis deseos más profundos. En cada visita, al estar en contacto con la naturaleza, descubro cosas que nunca nadie antes me había enseñado, poder conversar con los árboles, cantar con las plantas y compartir mensajes con los pájaros. Le dije a la Naturaleza: «¡Enséñame! ¡Por favor, hazlo!» y así lo hizo. He descubierto libros y blogs en sitios a los que la mayoría de la gente no suele acceder, casi recónditos, y contenían una serie de enseñanzas apasionantes sobre el amplio mundo de la conexión con la Naturaleza. La Naturaleza nos habla a través de la sabiduría que nace del corazón, y el color que corresponde al chacra del corazón es verde. Cuanto más tiempo pasamos entre árboles y plantas, más fuerte es el vínculo que une a nuestros corazones con el universo.

Al principio, cuando me adentraba en el bosque, me acompañaba un sentimiento de duda e indecisión sobre cómo se suponía que debía actuar. Con el paso del tiempo, me fui sintiendo más cómoda estando allí, y ahora incluso grito y bailo. Le canto al bosque, le hago mis propias ofrendas y atesoro sus paisajes infinitos y cambiantes. Les choco los cinco a los helechos cuando estoy feliz, mientras que, cuando me siento triste, lloro bajo los sauces. Me pierdo en la complejidad del dibujo que contiene una hoja caída y me rindo a la imponente belleza de las secuoyas. Hago ramos con las hojas de los árboles, busco figuras y formas en las nubes. Expreso mis emociones y sentimientos, y dejo que mi cuerpo experimente cada uno de ellos, para así poder intercambiar un flujo de energía con la Tierra y no quedarme en un estado de confusión o parálisis en determinados momentos de la vida.

Desde aquella carrera que parecía estar destinada a tener lugar mientras atravesaba una etapa vital bastante complicada, mi vida se ha transformado por completo. Los sueños que tanto miedo tenía de alcanzar por mí misma comenzaron a hacerse realidad, y al suceder esto, empecé a tener la confianza plena de que mis sueños y visiones estaban marcando el camino. He seguido la llamada que sentí en mi corazón de los árboles milenarios Kauri, en el Bosque Waipoa de Nueva Zelanda, también del árbol Yakusugi más longevo de Japón y del Bosque Hoh situado en el estado de Washington. Soy consciente de que la misión de mi vida es compartir mi historia de reconexión con el bosque para así poder ser fuente de inspiración para la tuya.

No soy naturalista ni bióloga. Soy diseñadora, escritora y una de las personas que ha vivido la experiencia del mundo de las *startups* en el campus tecnológico de Silicon Valley, en el que me dieron la oportunidad de entrar. Pero por encima de todo soy una persona humana que se encuentra en el camino hacia la reconexión, y que está aquí para inspirarte a iniciar tu propio viaje a través del bosque y hacia la vida que quizás nunca habías soñado fuese posible. Comparto este viaje contigo porque no es un viaje al que se le pueda atribuir propiedad alguna: no es mío, es de todos. No estás solo. La naturaleza te está respaldando, incluso en algunos momentos en los que es difícil creer que es así. El baño de bosque nos ayuda a mantener nuestra entereza y desarrollo constante. Nos mantiene llenos de coraje y valentía. La ansiedad, el estrés y el miedo pueden interponerse en nuestra forma de vivir la vida al máximo. Cuando logramos controlar, minimizar y deshacernos de conductas que, a día de hoy, se han convertido en el escenario de base por defecto, logramos la fuerza necesaria para alcanzar nuestros sueños. Este es el camino a seguir —el que nos conduce hasta la reconexión, tanto individual como colectivamente en sociedad.

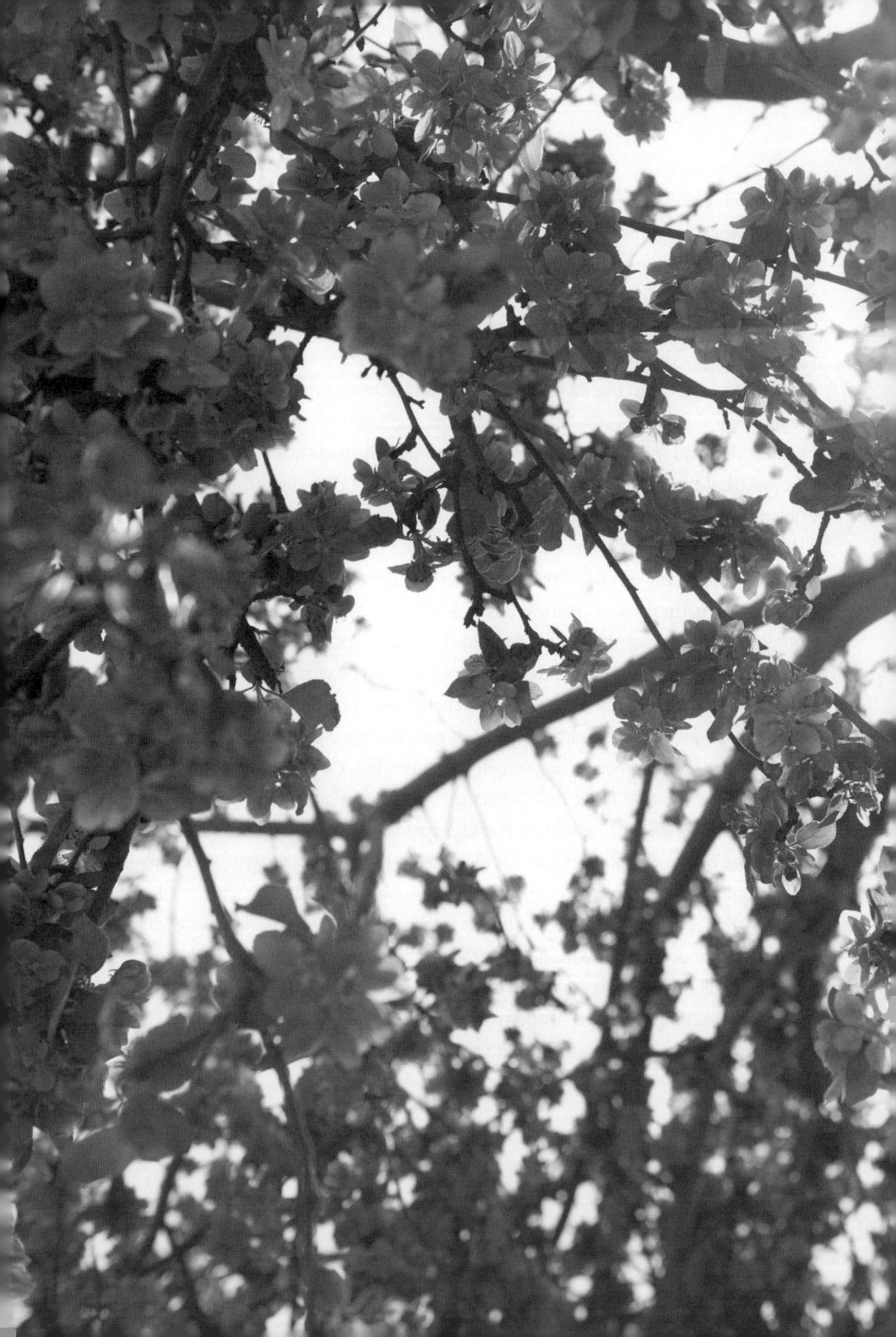

DEL HAIKU AL *SHINRIN-YOKU*

El baño de bosque no requiere traje de baño alguno; sin embargo, es posible que quieras llevar uno puesto, dado que es una muy buena opción la de incluir un poco de agua como parte del baño de bosque, ya sea una cascada o un chapuzón en un lago o pilón. El baño de bosque no es una excursión épica por la Patagonia, ni tampoco es una carrera de 10 kilómetros para quemar calorías. No habrá un guardia forestal que la dirija y no incluye mapas. No habrá brújulas ni bastones de senderismo con los que andar el camino.

Entonces, ¿qué es exactamente el baño de bosque? El baño de bosque es la práctica de conectar intencionadamente, voluntariamente, con la Naturaleza como una manera de sanarse. En parte es un trabajo que nace desde la conciencia plena, y en parte, es un juego de niños, es la puerta hacia una profunda y verdadera concepción sobre uno mismo y sobre el mundo que te rodea. El baño de bosque es una declaración de amor a la Madre Tierra y una alternativa que, basada en la evidencia, busca combatir las enfermedades que amenazan nuestra vida y que, paradójicamente, están relacionadas con la vida moderna.

Si alguna vez has paseado por el bosque a lo Henry David Thoreau, quizá seas consciente de los múltiples beneficios que implica estar al aire libre. Respiras con más facilidad. Los pensamientos que pasan por tu mente reducen su velocidad y, de forma mágica, empiezan a reorganizarse en función de la prioridad que tengan; todo aquello que no es importante comienza a desvanecerse. Si en ese momento estás rodeado de amigos, es posible que las conversaciones sean más profundas. Puede que hables sobre tus sueños, expreses lo que sientes o cuentes tus intenciones y deseos. Es tu alma la que está hablando. Siempre lo está haciendo, pero estamos tan sumamente atrapados en nuestra mente que no le dedicamos tiempo a escucharla.

El mero hecho de estar de manera intencionada en el bosque ya es una activación. Decía John Muir que «El camino más claro hacia el Universo pasa por un bosque virgen»[2]. El baño de bosque te impulsa a abrazar árboles, sentir el musgo, recoger hojas de los árboles, probar frambuesas y escuchar tus verdades más profundas. Se trata de despertar todos tus sentidos, conectando con tu lado salvaje y deleitándote entre los árboles. Un baño de bosque purifica tu alma y te permite sumergirte en la naturaleza.

LA HISTORIA DEL BAÑO DE BOSQUE

El baño de bosque tiene su origen en el término japonés *shinrin-yoku* (森林浴), acuñado por Tomohide Akiyama, el cual estuvo vinculado al Ministerio de Agricultura, Silvicultura y Pesca de Japón en 1982. En parte, este concepto se basa en la búsqueda de un valor añadido más allá de la tala forestal. En japonés, el término se compone de tres caracteres kanji: el primero de ellos está compuesto por tres árboles y significa «bosque», el segundo carácter está representado por dos árboles y hace referencia a la interconexión con el bosque, mientras que el tercer carácter denota el lujo de estar totalmente inmerso en la abundancia que te rodea.

No obstante, la esencia del baño de bosque se remonta a mucho antes del momento en el que se acuñó el término. Como se puede apreciar en los poemas haiku sobre la naturaleza y considerando el concepto *wabi-sabi* —la belleza de las cosas imperfectas, efímeras e incompletas—, gran parte de la tradicional cultura japonesa se basa en una profunda conexión y un fuerte vínculo con la Naturaleza. *Ikebana*, el arte japonés de arreglo floral, por ejemplo, tiene su origen en el siglo VI y su enfoque se centra en la relación personal y directa con la naturaleza. Según el artista Toshiro Kawase, uno de los practicantes más modernos e inluyentes de ikebana en Japón, esta técnica nos ayuda a ser conscientes de que «todo el universo se concentra en una sola flor»[3].

Los antiguos habitantes de Japón honraban a los espíritus sagrados que reconocían en la naturaleza, manifestándose en forma de montañas, rocas, ríos y árboles. Los monjes budistas Shugendo, o Yamabushi, son guerreros y místicos cuyos orígenes se remontan, por lo menos, al siglo VIII. Estos ermitaños buscadores viven en la montaña, en una búsqueda incesante de poderes espirituales que se obtienen a través de la práctica del ascetismo. Tradicionalmente, su función era la de guiar a la gente hacia su verdadera naturaleza y la de enseñar tanto disciplina como técnicas específicas de guerreros. Los Yamabushi creen que la verdad absoluta se encuentra en la naturaleza. El Shugendo es un camino para ayudar a las personas a despojarse de todo aquello que supone un exceso, para entenderse mejor a sí mismos a través de la inmersión en el poder y la fuerza del mundo de la naturaleza. Todo lo que abarca la naturaleza se considera sagrado y sanador —ya sea una piedra o un río— y los practicantes recurren a rituales para honrar cada uno de los elementos: la tierra, el agua, el aire y el fuego.

Lo que los ascetas religiosos conocen de manera intrínseca desde hace dos mil años, ha sido confirmado de manera científica por estudios recientes. El administrador forestal japonés, Tomohide Akiyama, era ya conocedor de los estudios precursores sobre los efectos inmunoestimulantes de los fitonutrientes: aceites esenciales que exudan determinados árboles y plantas, cuando propuso por primera vez el baño de bosque en 1982. Desde entonces, un gran número de investigaciones han puesto su foco en los beneficios de la exposición a los fitonutrientes en la naturaleza para disminuir el estrés y mejorar el estado de ánimo.

EL BAÑO DE BOSQUE Y LA VIDA ACTUAL

Los seres humanos hemos evolucionado en la naturaleza; el 99,9 por ciento de nuestro tiempo lo hemos pasado en este hábitat, y nuestras funciones están adaptadas al mismo. Evolucionamos para encontrar un estado de relajación y regeneración en la naturaleza. Sin embargo, hoy en día la mayoría de la población estadounidense pasa la mayor parte de su tiempo en espacios cerrados e interiores, incluyendo una gran parte de este tiempo dentro de sus vehículos. Con los constantes estímulos y el estrés que produce la vida de hoy en día, nuestra corteza prefrontal (el centro neurálgico de la reacción de lucha o huida que regula la liberación de adrenalina) trabaja con sobrecarga, por lo que esto supone que difícilmente lleguemos a entrar en el modo de reposo y digestión de nuestro sistema parasimpático. Como resultado, tenemos una alta concentración cronológica de cortisol en nuestro flujo sanguíneo, así como hipertensión arterial, entre otros trastornos.

Estamos atravesando un momento crucial en la historia de la humanidad en el que el mundo espiritual y el mundo científico se encuentran en un proceso de fusión.

A medida que nos acercamos a la naturaleza, comprendemos lo que sucede en el plano físico y subatómico. Se ha demostrado científicamente que pasar tiempo en la naturaleza reduce el estrés, disminuye el ritmo cardíaco, los niveles de cortisol en sangre bajan, disminuye la inflamación, estimula el sistema inmunológico, mejora el estado anímico, aumenta la capacidad de concentración, potencia la creatividad, aumenta los niveles de energía y nos convierte en seres más generosos y compasivos[4].

En un estudio realizado con visitantes a veinticuatro bosques, investigadores japoneses revelaron que cuando la gente paseaba por un área forestal, las concentraciones de la hormona del estrés y cortisol se reducían en un 16 por ciento más que cuando caminaban en un medio urbano[5]. Los efectos se manifestaron con rapidez: en cuestión de minutos y tras haber comenzado a caminar por el bosque, la presión arterial de la persona que estaba siendo objeto de estudio mostraba una notable mejoría. Este tipo de resultados llevaron al Dr. Qing Li a declarar la «medicina forestal» como una nueva ciencia médica que «podría facilitarte la clave para estar más activo, más relajado y con un estado de salud más saludable con menor riesgo de contraer enfermedades relacionadas con el día a día, así como cáncer, entrando en contacto con el bosque»[6].

En las terapias de bosque que se realizan en Japón, se conduce a los grupos que participan a una inmersión en plena naturaleza a través de paseos donde se les invita a detenerse, relajarse y redescubrir el mundo que los rodea. Es posible que se les invite a oler la fragancia de las hojas, o a escuchar historias sobre el origen de alimentos tan preciados como las castañas. Hay pausas para entrar de lleno en la sanación a través de almuerzos tipo bento, meditación y baños en los que empaparse de iones negativos procedente de las cascadas cercanas. Entre las posibles opciones del programa se incluyen prácticas de yoga en plena naturaleza, carpintería y elaboración de fideos soba. Este tipo de cursos se imparten en pueblos pequeños de todo el país a los que, por lo general, se accede en tren. En la versión japonesa del baño de bosque parece difícil distinguir la línea que separa el ecoturismo de la sanación a través de la naturaleza. Con la cantidad de pruebas que evidencian los beneficios de estar en contacto con la naturaleza para la salud, la práctica del baño de bosque ha comenzado a extenderse hasta llegar a otras partes del mundo, incluyendo Corea,

Reino Unido, Canadá y Estados Unidos. El baño de bosque es el antídoto para la vida moderna. Quizá esta práctica surgiese en Japón, pero su proceso de evolución la está convirtiendo en una nueva forma de vida que, en realidad, no deja de ser más que la forma de vida original, en relación justa con la tierra.

Durante miles de años, las culturas humanas han tenido sus propias versiones del baño de bosque, de prácticas sensoriales para empaparse de los poderes sanadores del bosque. Puede que cada cultura tenga prácticas y rituales únicos, pero la base de todos ellos está en el mismo gran secreto: la Naturaleza lo es todo. La Naturaleza nos mantiene sanos y puede proporcionarnos la medicina que necesitamos. La Naturaleza nos brinda inspiración y bienestar.

La verdadera innovación y la tecnología más avanzada son de origen planetario. Podrás leer y escuchar esto de mil maneras, pero hasta que no experimentes por ti mismo el secreto, no podrás interiorizar este profundo aprendizaje. Cuando lo hagas, quizá empieces a ver la conexión con la naturaleza como yo lo hago, un derecho humano básico y un requisito previo para la auténtica sanación.

BIENVENIDO AL NUEVO MOVIMIENTO MEDIOAMBIENTAL

El baño de bosque representa una realineación con el mundo natural. Los pueblos indígenas de todo el mundo llevan de manera innata en su cultura que la salud de las comunidades depende de la salud de su entorno. Aquellos que viven en la tierra donde crecieron al igual que sus antepasados lo hicieron, están vinculados a ella de forma inherente. Saben cómo hablar el idioma de la naturaleza y son conscientes de que todos estamos conectados a la tierra. Como dice Oren Lyons, el jefe espiritual de los nativos americanos y defensor de los derechos de los indígenas: «El medio ambiente no está aquí. El medio ambiente no está allí. Tú eres el medio ambiente». Tenemos mucho que aprender de las personas cuyos rituales y tradiciones han conservado un lazo firme con el planeta. Desde la Revolución Industrial, nos hemos otorgado el título de conquistadores y manipuladores del mundo natural: El hombre contra la naturaleza. Este sentimiento de desvinculación de la naturaleza nos permitió destruir el planeta para obtener nuestro propio beneficio. Pero de lo que no nos hemos dado cuenta es de que al mismo tiempo nos estamos destruyendo a nosotros mismos.

Los estadounidenses, como sociedad, han logrado alcanzar la cúspide del distanciamiento de la naturaleza y, por consiguiente, están sufriendo las consecuencias de sus actos. Cada vez son más frecuentes las enfermedades crónicas, entre las cuales se incluyen el cáncer, la depresión, la ansiedad, el cansancio y los trastornos por déficit de atención[7]. Este tipo de enfermedades afectan a niños y adultos indistintamente[8]. Si se mantiene la situación actual, se prevé que las enfermedades crónicas afecten casi a la mitad de la población estadounidense para el año 2025[9].

El dolor y el sufrimiento que experimentamos en el plano individual nos llega de vuelta como un reflejo en el estado del planeta. El mundo ha sido testigo desde 1970 de una disminución de casi el 60 por ciento en la biodiversidad de la tierra, el mar y las aguas dulces, y la tendencia avanza hasta alcanzar una disminución de dos tercios para el año 2020[10]. A medida que la población mundial continúa creciendo, la demanda de alimentos, agua, energía e infraestructuras genera una presión cada vez mayor sobre la tierra. La deforestación masiva, la velocidad vertiginosa con la que ocurren los deshielos glaciares, la destrucción de los arrecifes de coral, la erosión y degradación del suelo, el clima extremo y el deterioro de la calidad del aire son solo algunas de tantas señales de que hemos estado devastando la Naturaleza a un ritmo vertiginoso.

La activista medioambiental y experta en budismo Joanna Macy recuerda la leyenda tibetana del guerrero Shambala. «Llega un momento en el que toda la vida en la Tierra está en peligro», dice. «Es ahora cuando el futuro de todos los seres pende del más frágil de los hilos, cuando emerge el reino de Shambala»[11]. Este reino no es un lugar al que se pueda ir, sino más bien un conocimiento en los corazones y las mentes de los guerreros Shambala. Los guerreros son enviados para desmantelar a los peligrosos poderes con armas de compasión y perspicacia. Todos tenemos el potencial para ser guerreros Shambala.

Parece que es evidente que no podemos seguir haciendo lo que hemos estado haciendo hasta ahora. Pero, ¿por dónde empezamos? Se trata de problemas de gran magnitud, que afectan al sistema en su conjunto y de carácter desmesurado.

En ocasiones, es necesario que las cosas alcancen un cierto punto crítico antes de que puedan empezar a mejorar. Creo que todas las catástrofes y adversidades que estamos atravesando no son más que el preludio a una nueva época. En este momento la Tierra está empezando a volverse consciente, permitiendo que los humanos tomen al mismo tiempo conciencia, desde un punto de vista moral, sobre sus valores más preciados. Tenemos una oportunidad sin precedentes para crear el mundo en el que queremos vivir —un mundo repleto de compasión por y para toda la red que une la vida, uno del cual estaremos orgullosos de regalar a nuestros niños en cualquier parte del mundo.

Este cambio que parte de la desconexión y va hacia el inicio de la reconexión con la naturaleza supone el fin de lo que el autor Charles Eisenstein denomina «nuestro viaje de separación» en su ensayo *The Three Seeds*[12]. El autor relata que el propósito de este viaje que comenzó hace treinta mil años de la mano de una tribu llamada humanidad era «vivenciar los extremos de la Separación, cultivar los dones que se derivan de ella, e integrar todos estos elementos en una nueva Era de Reunión». Se nos está llamando a emprender el viaje hacia la reconexión con nuestra propia naturaleza interior y nuestra naturaleza exterior. Es un renacer que parte desde el interior hasta el exterior, y desde el exterior hacia el interior, a medida que aprendemos a integrar nuestra mente y nuestro corazón y vivimos en armonía con la tierra.

Si has vivido en tu propia piel la desesperanza, puede que te resulte útil saber que, hace siglos, varias culturas predijeron la dificultad a la cual nos enfrentamos a día de hoy: gente procedente del Tíbet, de América Latina, de Siberia y de América del Norte establecían profecías sobre el futuro de la humanidad.

Las culturas como la Andina Quechua o Inca, la tribu Hopi de Nuevo Méjico y la cultura Maya, comparten una profecía en común que gira en torno al águila del Norte y el cóndor del Sur, en la cual el cóndor, en su representación simbólica de aspectos intuitivos relacionados con la conexión con la naturaleza, se encuentra en peligro de extinción, mientras que el águila es el símbolo del dominio de las fuerzas de la sociedad industrializada y reina de manera suprema. La profecía presagia la violencia y el materialismo que invade un momento de despertar, momento en el que el águila y el cóndor se dan cuenta de que poseen una capacidad de amor y de conciencia mayor y deciden unir sus fuerzas para emprender juntos de nuevo el vuelo.

La necesidad que sentimos de volver al estado salvaje del que realmente procedemos y sentir que la verdad recorre nuestro ser, es el mismo deseo de la Madre Tierra.

Ya no espera pacientemente mientras nosotros la destrozamos de manera egoísta. Nos habla a nosotros, y lo hace a través de nosotros mismos, en forma de reflejo. Estamos siendo espectadores de un momento de transformación inédito e increíble.

Al bañarnos de bosque, empezamos a comprender cómo comunicarnos con los árboles y las plantas. Logramos ser capaces de interpretar una brisa ligera o el canto de un pájaro. Nos enamoramos profundamente de la tierra. Cuanto más en sintonía estamos con los ritmos de la Madre Tierra, mejor comprendemos que su deseo es el de ayudarnos a evolucionar y vivir la vida con un propósito superior —todo lo que tenemos que hacer es aprender a escuchar. La Tierra nos enseñará cómo ofrecerle el mejor servicio. Al sanar el planeta, nos sanamos a nosotros mismos.

EL BAÑO DE BOSQUE COMO FORMA DE VIDA

El baño de bosque es una interpretación moderna y actualizada de una sabiduría ancestral que no pertenece a nadie, sino que proviene de la Tierra misma. Forma parte de las instrucciones originales acerca de cómo vivir en una relación justa y correcta con la naturaleza. Al igual que sucede con las tres «R» del reciclaje, existen tres «R» para vivir en la Tierra: *respeto, reciprocidad* y *relación*. A medida que integremos esta manera de vivir en la vida actual, lograremos llegar al punto de alineación. Restauraremos nuestra propia salud, llevándola a su estado original, también lo haremos con la del resto de comunidades y la del planeta.

El baño de bosque es un viaje. Lo que sucede durante esta práctica es una versión amplificada en comparación con lo que está aconteciendo en tu vida —se convierte en el espejo que refleja tu propia experiencia. Tan pronto comiences a apreciar la belleza en todas las partes de los ciclos que componen la vida natural, comenzarás a ver esa belleza plasmada en tu propia vida.

El baño de bosque te ayuda a deshacerte del estrés y a desconectar del ruido del día a día, para estar en sintonía con algo superior y más emocionante. En este proceso no se trata de dirigir la atención al aprendizaje, sino que se trata de recordar. Lo cierto es que, intuitivamente, tú sabes cómo realizar un baño de bosque, el verdadero esfuerzo está en conectar con la sensación de asombro del niño que llevas dentro. Es la sensación de volver a tu hogar después de haber pasado un tiempo fuera de ella. Es una manera de dar rienda suelta a tu naturaleza interior. La conexión con el mundo natural está ahí, incluso cuando estás metido en tu coche en medio de un atasco.

Al vivir en armonía con el mundo natural, desarrollamos una firme y sólida conexión espiritual con el mundo, que trasciende cualquier precepto cultural o religioso. En Noruega, esta filosofía caracterizada por la pasión por la naturaleza se denomina *friluftsliv* (pronunciado *free-loofts-liv*), cuya traducción es «vida al aire libre». En esta connotación está implícito un estilo de vida basado en experiencias sobre la libertad que supone estar en contacto con la naturaleza. Viviendo en *friluftsliv*, alcanzarás una plenitud espiritual que impregnará toda tu vida de abundancia.

Las simples invitaciones a la práctica descritas en este libro, tales como alimentarte de la energía del sol en cada despertar o dar gracias a la tierra antes de poder disfrutar de algo que proviene de ella, fortalecerá tu vínculo con la tierra y tu perspectiva comenzará a experimentar su particular proceso de cambio. Es posible que te desprendas de todas aquellas cosas que ya no te sirven y conectes con personas, lugares y oportunidades naturales, incluso si ni tan siquiera la lógica alcanza a explicar con palabras la razón por la que lo haces.

En los momentos más importantes del año, señalizados en el calendario, como el equinoccio o tu cumpleaños, y en otras ocasiones especiales de tu vida como los cambios de trabajo o el matrimonio, puede que decidas pasar unos días en convivencia con la Madre Tierra; dejándote guiar por ella.

A medida que vivas una vida en la que prime la conexión con la Naturaleza, hazla partícipe de todas las ceremonias o celebraciones más importantes de tu vida; es posible que, al incluirla, sientas que cualquiera de estas cosas cobra un significado más profundo.

Puede que a lo largo del camino encuentres a personas que tienen en su mano respuestas a tus preguntas, y otras que tienen preguntas a respuestas que tú tienes. Así son los viajes —el Universo siempre te brinda su apoyo, y en ocasiones adopta la forma de otro ser humano que puede enseñarte el camino o ayudarte a reconocer una planta nueva— o quizá una nueva filosofía de vida. Otras veces serás tú el que ayudes a otros en su camino.

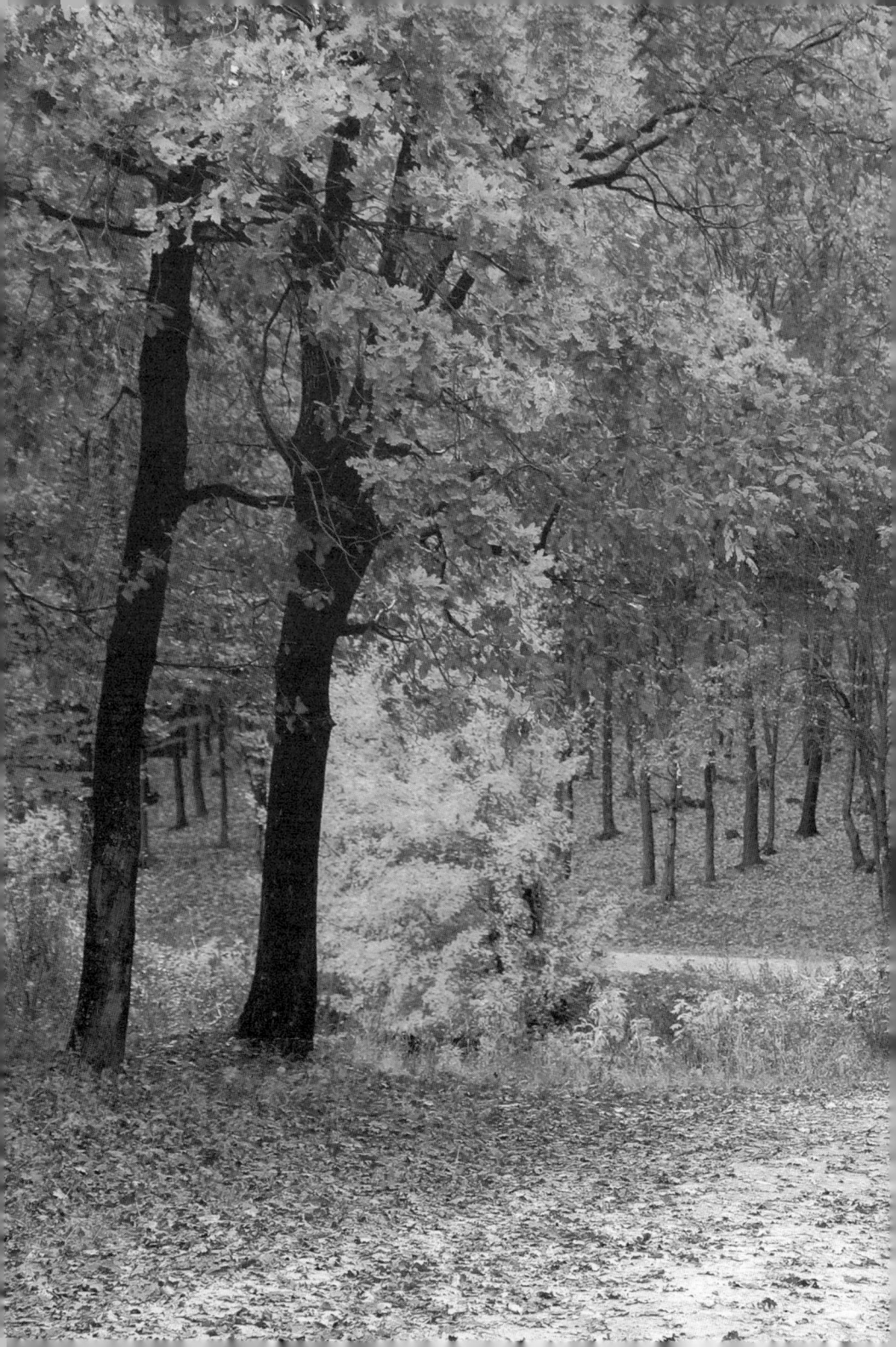

PARTE 2

ESCUCHA LA LLAMADA DEL BOSQUE

En todo gran viaje de reconexión con la Naturaleza, existe un punto de inflexión en el que aceptas la llamada del bosque y, de manera consciente, cruzas la línea que divide el viejo mundo del nuevo mundo. Despedirte y dejar atrás todo aquello que una vez conociste puede asustar, pero, aun así, lo asumes desde la valentía y lo haces, porque sabes que más allá de eso, hay mucho por descubrir.

Ahora que has escuchado la llamada, es el momento de prepararse para adentrarse en el bosque. Observa qué obstáculos o impedimentos, ya sean reales o imaginarios, se presentan a medida que te diriges hacia el umbral de lo desconocido. Tal vez sientas que apenas tienes tiempo, que hay atascos y demás contratiempos con tu coche que hacen que te retrases, quizá lo que ocurra sea que pierdas tu cartera o cualquier otro asunto, que no esperabas que ocurriese, se interponga en tu camino. No importa; mira hacia tu interior y ten la plena confianza en ti mismo: en que tienes todo lo que necesitas, y sigue avanzando en tu camino hacia el bosque.

PREPÁRATE PARA EL VIAJE

Una vez que hayas decidido la hora y el lugar de tu baño de bosque, o bien hayas tomado la decisión de unirte a un grupo para emprender esta experiencia, te habrás comprometido contigo mismo y con la Madre Tierra. Cuando decidas realizar el baño de bosque consciente e intencionadamente, todo empezará a agitarse y a revolverse, y tu vida comenzará a alinearse incluso antes de que entres en el bosque. Quizá los cambios sean tan sumamente sutiles que ni tan siquiera los percibas, o puede que sean cambios drásticos y evidentes.

PREPÁRATE PARA EL VIAJE INTERIOR

Un baño de bosque es, al mismo tiempo, un viaje interior para reencontrarnos con nuestra propia naturaleza, y también un viaje exterior hacia lo salvaje. Cuando conectamos con la Naturaleza, estamos en realidad conectando con nosotros mismos, esa parte tan esencial de nuestro ser y tan fácilmente olvidada entre tanto ruido, estrés y distracciones del día a día.

Antes de que tu visita al bosque dé comienzo, presta atención a tus sueños, a tus sentimientos, a tus miedos y a cualquier otra imagen que se presente. Comienza a escribir un diario, y tómate un tiempo para anotar lo que está ocurriendo y removiendo tu vida —cualquier serendipia que acontezca, gente nueva que conozcas y consejos que puedan ofrecerte. El diario puede servirte para algo más que escribir; de hecho, también puedes dibujar o hacer garabatos en él.

Resiste la tentación de hablar con otras personas sobre lo que te espera. Guárdalo para ti y cultiva tu propio cofre sagrado. Tómate tiempo para meditar o para permanecer en silencio sentado mientras escuchas a tu corazón, puedes simplemente colocar tu mano sobre él y preguntarle: «¿Cómo estás, corazón?» y, con paciencia, esperar una respuesta. Enfócalo de una manera que sientas que para ti es verdadera.

Ve a dar un paseo y trata de localizar el lugar apropiado, dentro de un espacio seguro en la naturaleza, en el que puedas sentarte, o simplemente, estar. Los periodos de transición del día son especialmente potentes, tanto al amanecer como al atardecer, durante las horas liminares. Ofrécele a la Tierra algo de alimento para los pájaros como alpiste, una canción o incluso un ramo de flores y para un momento para reflexionar sobre estas preguntas mientras estás sentado:

- ¿Por qué estoy recibiendo la llamada para estar en comunión con la Tierra de una manera tan profunda y llena de significado en este preciso momento?
- ¿Cómo puedo ser humilde, estar conectado a la tierra y receptivo para aceptar todo lo que esta experiencia me regala?

Entonces, en algún momento del camino, dedica un momento a compartir tu compromiso con la Tierra. Por ejemplo, podrías decir algo como, *me comprometo con la alegría de estar en comunión espiritual con la Tierra y de estar en armonía con toda la Naturaleza en su conjunto. Escúchame, Madre Tierra, me entrego a ti para alcanzar estos propósitos.*

Observa con detenimiento lo que llega a ti. Siente cómo la Naturaleza te escucha y te respalda. Finalmente, da las gracias, comparte algunas ofrendas más, y haz lo que consideres necesario para sentirte pleno antes de emprender el camino de vuelta a casa.

PREPÁRATE PARA EL VIAJE EXTERIOR

Mientras te preparas para tu viaje interior, puedes hacerlo también con tu viaje exterior. Antes de irte, prepara tu cuerpo. Come alimentos saludables, bebe mucha agua y evita cualquier bebida alcohólica. Dedícale tiempo al ejercicio físico, a los estiramientos y a nutrir tu cuerpo en general.

Coge ropa que te resulte cómoda y que no te importe que se ensucie. No es necesario que vistas a la última moda en equipamiento técnico de exteriores para realizar un baño de bosque. Por el contrario, es más sencillo sentir la conexión con la naturaleza cuando la composición de la ropa que llevas puesta es de origen natural y sus materiales proceden directamente de la tierra. El algodón orgánico, la lana, el cáñamo y el cuero elaborados de manera sostenible son una muy buena opción. Busca prendas de segunda mano o ropa vintage como alternativa sostenible para reducir al mínimo el impacto ambiental. Si crees que las condiciones meteorológicas pueden cambiar de un momento a otro, lleva más capas de ropa; coge algunos gorros y guantes de repuesto para compartir y, si el pronóstico es lluvioso, lleva en tu mochila un impermeable. Los ponchos, al ser una prenda holgada, son una muy buena opción, además, pueden usarse como manta para sentarse en el suelo o para dormir una pequeña siesta.

Llena una mochila pequeña con los siguientes elementos:

- Un botiquín de primeros auxilios (con el debido conocimiento para hacer un uso adecuado si fuese necesario).
- Un silbato para alertar de tu presencia (no te adentrarás tanto en el bosque, pero puedes utilizarlo en el caso de que te desorientes).
- Una botella de agua y algún tentempié saludable y natural.
- Una esterilla para sentarte o tumbarte en el suelo.
- Un diario en el que puedas hacer tus bocetos o plasmar tus meditaciones.
- Aceites esenciales, como, por ejemplo, el eucalipto, (despierta el sentido del olfato y sirve como repelente natural de insectos).
- Protección solar y labial.
- Harina de maíz o alpiste para realizar ofrendas.
- Mocasines o zapatos que tengan una suela ligera para absorber los iones negativos de la tierra.
- Capas de ropa extra y un chubasquero o impermeable.
- Una bandana o pañoleta para la cabeza.
- Un sombrero para protegernos del sol o un gorro para el frío.
- Un reloj para controlar el tiempo (y que, de esta forma, no necesites mirar tu teléfono móvil)
- Instrumentos musicales (como pueden ser unas maracas, un tambor o un ukelele)
- Un teléfono móvil para utilizar en caso de emergencia.

LLAMAMIENTO A LA PROTECCIÓN

Si nunca has pasado mucho tiempo en el bosque, si no lo has frecuentado habitualmente... es posible que tengas una percepción sobre él de peligrosidad y quieras permanecer en lugares «más seguros». Esta *biofobia* es una consecuencia común que parte del hecho de no haber desarrollado nunca una conexión estrecha con la Naturaleza. Si por tu mente ronda la idea de cruzarte con una serpiente en tu camino, tocar una hiedra venenosa o comerte una mora envenenada, no eres el único. Adentrarse en el bosque es una manera de superar tus miedos y temores para que puedas descubrir y abrirte a una infinidad de posibilidades. Puedes empezar a hacerlo poco a poco. Puedes tocar el bosque con tus pies, hundirlos en él antes de realizar el baño por completo.

Para estar preparado para cualquier inconveniente que pueda surgir a lo largo del camino, toma algunas precauciones:

- Antes de comenzar, informa a alguien sobre el lugar al que irás y a qué hora esperas regresar de vuelta. Al igual que ocurre en la vida, pueden surgir imprevistos y dudas, así como retos o situaciones que supongan una amenaza y que en un principio no esperábamos que ocurriesen. Cuando tomas la iniciativa de protegerte, te sientes seguro y a salvo.
- Lleva un botiquín de primeros auxilios y asegúrate de saber utilizarlo. Y lo que es aún mejor, asiste a un curso de primeros auxilios en la naturaleza y aprende a realizar la técnica de RCP (Respiración Cardiopulmonar).
- Antes de empezar tu viaje, investiga un poco sobre el lugar al que vas a ir y trata de informarte de cualquier tipo de riesgo que pueda existir, como puedan serlo plantas venenosas, garrapatas o zonas de roca resbaladiza, y solo así, podrás desconectar de verdad durante tu baño de bosque. Comenta también con tus compañeros de baño de bosque los riesgos sobre los que has investigado. Concienciarse sobre este tipo de riesgos será de gran ayuda para que todos puedan relajarse y disfrutar de la experiencia plenamente. En caso de que te surjan dudas, ve acompañado de alguien que conozca el lugar y pueda servirte de guía, de este modo podrás olvidarte de las preocupaciones.

- Lleva dentro de tu equipaje capas de ropa de repuesto por si las condiciones meteorológicas cambian. Es difícil relajarse y sentir el respaldo y apoyo de la Madre Tierra cuando estás tiritando. Si vas acompañado de un grupo, lleva contigo alguna capa adicional de más para que, en caso de que alguien tenga frío, puedas compartirla. Estar inmerso en la naturaleza tiene infinidad de beneficios y resulta sanador, pero no deja de ser salvaje y puede ser impredecible.

Así como te proteges a ti mismo para tu viaje exterior, también es importante que busques protección para tu viaje espiritual hacia tu interior a través del bosque. Aquí tienes algunas opciones:

- Lleva contigo pequeños objetos sagrados que puedan ayudar a establecer la conexión entre el mundo espiritual y el mundo físico, así como conectar tu mundo interior con el mundo exterior. Puede tratarse de piedras cristalinas o gemas como la turquesa, las cuales solían regalarse tradicionalmente a aquellas personas que emprendían un largo viaje, o la amatista, que protege a quien la lleva consigo durante su viaje. Entre mis objetos más sagrados se encuentran las bellotas, algunas conchas marinas y piedras que he encontrado a lo largo del camino. Guardo estos objetos en los bolsillos de las chaquetas y así, cada vez que meto la mano en el bolsillo y encuentro un tesoro, siento que la sensación de pertenencia me invade por completo.
- Contempla la posibilidad de llevar objetos personales que tengan un valor significativo, como puede ser una bufanda de tu abuela, o alguna concha marina o piedra que encontrases en la playa durante un día que fuese especial.
- Recoge un manojo de hierbas secas cortadas cuidadosamente, como puede ser la salvia, para quemarlas antes de entrar en el bosque. Prende el manojo y agítalo hasta que el fuego se apague y solo quede el humo. Ten siempre la máxima precaución al hacer uso del fuego; es mejor hacer esta práctica en un área que no esté rodeada de árboles o zonas de pasto, durante las épocas de lluvia, con mucho cuidado y empleando los métodos de extinción apropiados.

Deja que el humo impregne tu cuerpo, desde la cabeza hasta los pies y de frente y espaldas, para despojarte del mundo exterior antes de entrar en el bosque sagrado. La quema de hierbas es una práctica ancestral que elimina la energía destructiva y los patógenos que circulan por el aire. Asimismo, a medida que quemamos salvia u otras hierbas, neutralizamos los iones positivos que generan estrés y liberamos iones negativos a la atmósfera, logrando una sensación de mayor ligereza y libertad. La quema de hierbas y plantas, empleada con fines curativos en todo el mundo, también contribuye a mejorar el funcionamiento de los pulmones, la piel y el sistema cerebral[1].

Cuando te adentras en el bosque debidamente preparado y con buenas intenciones, te abres a una infinidad de posibilidades y a una realidad que se expande.

Desde la ancestral cultura celta de los druidas, pasando por los nativos americanos y hasta llegar a la cultura budista asiática, todos tienen sus propias tradiciones relativas a la quema de hierbas que se han ido transmitiendo de generación en generación. En algún punto del camino, muchos de nosotros perdimos esta tradición al perder nuestra conexión con la Tierra. Ahora estamos aprendiendo de nuevo, con la ayuda de los habitantes originarios de la tierra en la que vivimos y a través de culturas indígenas que permanecen íntimamente vinculadas a la tierra. Lo más importante es realizar esta y cualquiera de las prácticas espirituales que se nos presenten a lo largo del camino, desde la humildad, el respeto y la honra a todos los seres de la Tierra, pasados, presentes y futuros.

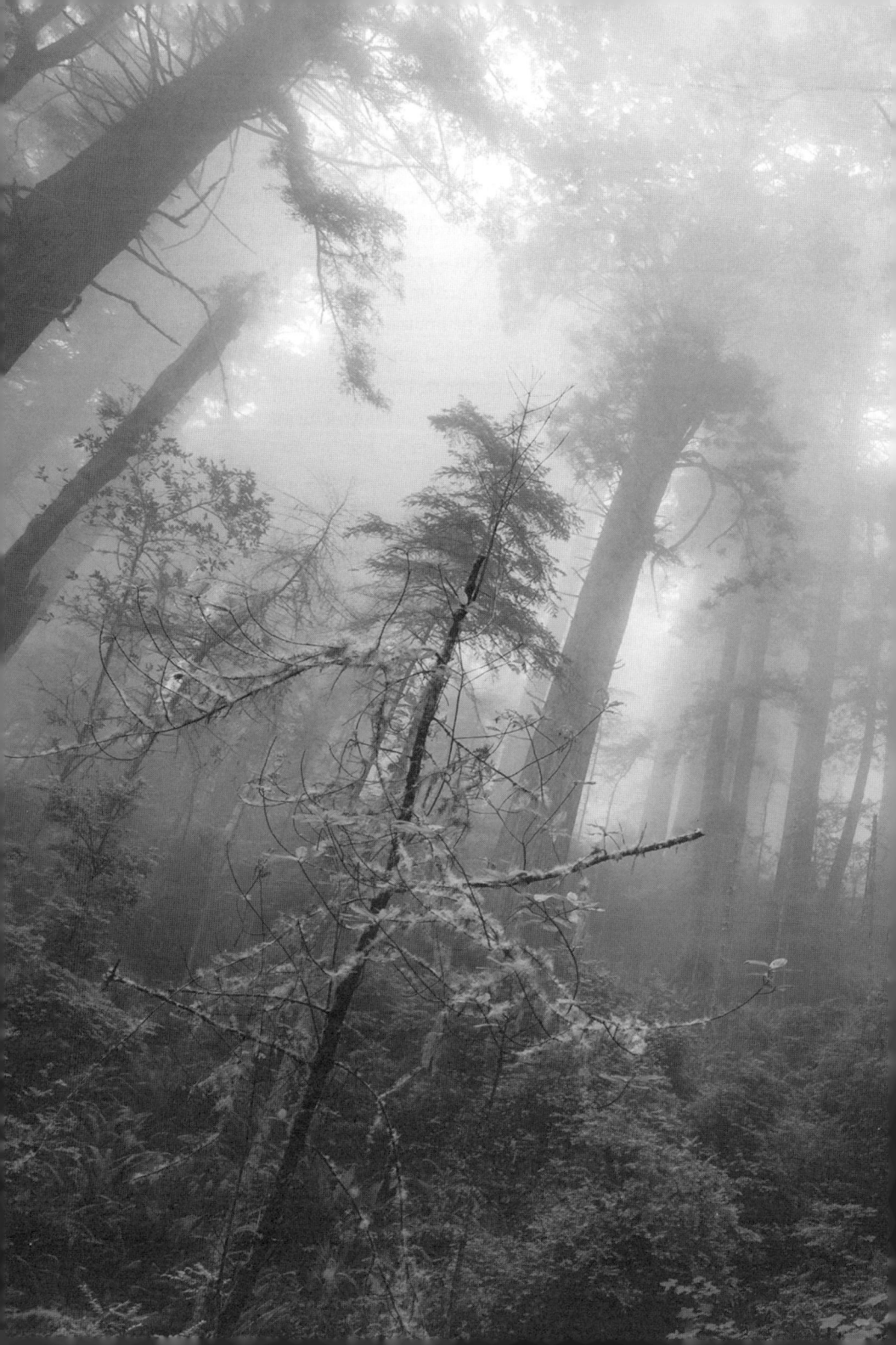

SAL EN BUSCA DE TU ESPACIO

Ante todo, simplemente sal afuera. La práctica del baño de bosque no es una experiencia que tenga que realizarse en plena naturaleza. Es posible hacerlo o practicarlo en cualquier lugar. Si vives en el bosque o cerca del mismo, sal hasta llegar a él por la puerta principal. En cambio, si vives en la ciudad, puedes aprovechar la naturaleza mientras caminas por el parque o junto a un riachuelo. Aunque es más sencillo experimentar la sensación de asombro cuando recorres un bosque frondoso, lleno de musgo, con árboles milenarios cuyas copas forman una densa cubierta sobre tu cabeza, puedes cultivar esa misma sensación de fascinación en un parque de la ciudad o mientras cuidas de una planta en tu casa. Todo lo que se necesita es intención y un poco de práctica.

A diferencia de otras actividades al aire libre, el baño de bosque no es un deporte extremo. No hay un recorrido determinado para practicar el baño en el bosque, puede realizarse bajo una pequeña arboleda, o una vez que hayas recorrido varios kilómetros del camino. Aquí tienes algunas pautas acerca de lo que hay que buscar:

- *Localiza un lugar al que sea fácil acceder.* Quizá lo encuentres al dar la vuelta a la manzana. Quizá esté a veinte minutos. Busca zonas de senderismo tranquilas y sin pendientes pronunciadas que se encuentren a una distancia relativamente cercana al transporte público o cualquier área de estacionamiento. Merece la pena descubrir lugares más recónditos, pero cuando empieces a observar, descubrirás que realmente estamos rodeados de naturaleza —incluso en el centro de la ciudad—, de manera que no es necesario hacer una larga excursión. Comprueba que el terreno al que irás no es un área privada y tienes permiso para acceder. De ser una zona de acceso restringido, pide permiso antes de ir.
- *Intenta encontrar un lugar que no esté repleto de gente.* Si vives en una ciudad, trata de ir a primera hora de la mañana o en algún momento que encuentres

entre semana cuando haya menos gente alrededor. Si decides realizar el baño de bosque en un lugar en el que haya gente, ten siempre presente que ellos también son parte del ecosistema del bosque. Puede que ocasionalmente las personas de las que nos rodeamos o los ruidos de la ciudad nos parezcan una distracción, pero a lo largo del camino nos pueden dar lecciones.

- *Procura buscar espacios abiertos.* Estamos acostumbrados a caminar por senderos; sin embargo, la práctica del baño de bosque consiste en salirse del camino marcado. Si de repente sientes que te apetece, será más fácil hacerlo si el espacio es más abierto o el sendero es más amplio. Si decides caminar por un sendero, basta con tener siempre en mente que no hay ningún lugar al que ir, ninguna cima que tengas que alcanzar. El destino es el propio viaje.
- *Los servicios y las instalaciones siempre son útiles.* Aunque para cualquiera que haya pasado mucho tiempo al aire libre es normal «responder a la llamada de la naturaleza» al orinar en el bosque, no hay ningún problema si prefieres hacer uso del baño. Busca un sitio en el que haya un baño y una fuente de agua cerca.
- *Encuentra un lugar que te inspire.* Tal vez te atraigan los árboles longevos o los prados inmensos. Cuanto más tiempo pases en un lugar, mayor será la magia que se te revelará. Los árboles nos ofrecen la gran sabiduría que los caracteriza, pero el desierto, el océano y las montañas también tienen mucho que ofrecernos. Desde piedras hasta cascadas, pasando por campos de cultivo, todo lo que existe en la naturaleza es sagrada. Explora el terreno en el que vives y descubre el lugar en el que despertar tus deseos salvajes y evocar una sensación de misterio.
- *Deja que sea el lugar el que te llame.* Puede que el lugar en particular surja varias veces a lo largo de una misma conversación. O es posible que, al leer una revista, la página por la que la abras contenga una historia sobre el mismo. De esta forma sabrás que es el sitio al que debes ir.

Una vez que hayas escogido el lugar al que te dirigirás, documéntate sobre su ubicación. Investiga un poco acerca de la evolución geológica que la zona ha experimentado a lo largo de los siglos, así como sobre historia más reciente en relación a la humanidad. Presta atención a lo que puedes aprender sobre aquellas personas que habitaron esta tierra a lo largo de los últimos miles de años y en los últimos siglos. Cuanto más conozcas y comprendas el lugar, más sentirás su transcendencia. Independientemente del lugar que escojas para realizar tu baño de bosque, ten siempre presente que estás sosteniéndote sobre los hombros de otros que ya estuvieron ahí antes de ti. Teniendo en cuenta el contexto generalizado de la tierra que estás visitando, puedes visualizar con más facilidad tu pasado, presente y futuro.

Cuanto más tiempo permanezcas en los lugares elegidos, más en sintonía te sentirás con su energía. Serás capaz de sentir y percibir desde un plano más profundo y darás permiso a los poderes sanadores de la naturaleza para que lleguen a ti. Comenzarás a sentirte vivo de una manera que nunca antes hubieses imaginado.

En los siguientes apartados del libro, aprenderás distintos rituales y activaciones para poner en práctica durante un baño de bosque. Podrás elegir la alternativa más adecuada y efectiva independientemente de dónde te encuentres, incluso si estás en el trabajo sentado frente a la pantalla del ordenador.

DECÍDETE A APARECER

En el momento en el que aparezcas para realizar tu baño de bosque, ya habrás llegado a tu destino. No tienes que hacer nada más. A veces tenemos la mejor de las intenciones, y, sin embargo, dejamos que otras cosas se interpongan en el camino. Pero aquellas personas que logran llegar es porque su destino es estar en ese viaje.

Siempre ocurre. La gente dice que se compromete a ir a la práctica de baño de bosque y dicen estar entusiasmados, pero entonces surge algún contratiempo: hay algún tipo de emergencia en el trabajo, su niñera no puede ir a cuidar a los niños, o encuentran un atasco de coches. Siempre habrá obstáculos, pero, aun así, aquellos que estén preparados encontrarán la manera de llegar.

Este viaje hacia la luz tiene muchos giros y da muchas vueltas. Los troncos y las ramas de los árboles antiguos están enredados, porque han ido retorciéndose y doblándose durante toda su vida, a medida que trataban de desenvolverse de tal forma que alcanzasen la luz del sol. Sé sinuoso como un árbol; la sinuosidad hará de tu viaje el más valioso. Es imposible predecir los giros de la historia que encontrarás a lo largo del camino.

En este viaje hacia la luz, también vas a encontrar oscuridad; es, sencillamente, algo natural. Con la luz del sol nacen las sombras. Necesitamos oscuridad para tener luz. Tiene que atardecer para que el sol pueda volver a salir. Como el sol, tú también tienes la capacidad de irradiar tu propia luz. Y cuando lo haces, también proyectas una sombra: una sombra que ocasionalmente puede hacerte sentir incómodo. Pero no hay necesidad alguna de temer o huir de ella. Tu sombra te invita a contemplar verdades que probablemente no quieras reconocer. La sombra crece cuando la mantienes en la oscuridad, pero se desvanece cuando le das luz. Como dice Terry Tempest Williams en su libro *When Women Were Birds*, «¿Cómo está tu sombra, tu honorable sombra?». De esta forma tan típica solían saludarse entre amigos en Japón: un reconocimiento pleno a la importancia que tiene todo aquello que rechazamos y aceptamos.

Cuando nos adentramos en el bosque, lo hacemos con todo lo que somos y todo lo que tenemos. Entramos al bosque para reconciliarnos y liberarnos de todo el estrés, la ansiedad, los miedos y los «debería», para poder reencontrarnos con nuestro «yo» verdadero y con lo que realmente nos importa. Todos tenemos algo de nosotros mismos que verdaderamente brilla, y algo que tratamos de ocultar y disimular. Cuando entramos en el bosque, llevamos todo nuestro ser, las luces y las sombras. Todos somos bienvenidos en el bosque. Lleva contigo las cosas que has cuidado con mimo, nutrido y pulido. Lleva contigo las cosas de las que podrías sentirte avergonzado o abochornado. Lleva contigo aquellas partes de ti mismo que sientas que no son bienvenidas en ningún otro lugar. Esas son las cosas que se pueden apreciar en el bosque.

Al vivenciar el baño de bosque, aprenderás de una manera intuitiva cómo hacer que tu alma y tu ser crezcan y se expandan, al igual que ocurrirá con tus relaciones en todos los ámbitos de tu vida. Quizá resulte incómodo, e incluso puede llegar a parecernos una sensación que roce lo angustioso; sin embargo, este dolor que se crece continuamente genera más espacio para que el soplo de vida fluya en tu interior. A medida que aprendes a confiar en el poder del bosque, tu vida cambia de manera espontánea y se expande de una forma que nunca hubieses imaginado que fuese posible.

SACÚDETE DEL POLVO DEL CAMINO

No solo es nuestra mente la que acarrea el estrés emocional que tenemos, sino que el cuerpo también carga con él.

Según la ya fallecida psicofarmacóloga Candace Pert, «el cuerpo es tu mente subconsciente. «El estado físico de nuestro cuerpo se puede ver alterado con las emociones que experimentamos»[2]. Las emociones que no dejamos salir están literalmente atrapadas en nuestros cuerpos, lo que puede resultar en tensión y enfermedades. El cuerpo físico está tratando de liberar emociones sin cesar. Si no liberamos de forma natural esas emociones, se produce un bloqueo energético en nuestras funciones orgánicas: articulaciones, tejidos y órganos.

La mejor manera de evitar este cúmulo de residuos energéticos es liberar las emociones al instante. Y una buena forma de deshacerte de cualquier tensión residual o preocupación que puedas acarrear es sacudir literalmente tu cuerpo antes de entrar al bosque. Puede que no tengamos la capacidad de controlar todas las preocupaciones de nuestro día a día, pero sí tenemos el poder de controlar la manera en la que respondemos ante las mismas.

Tras cualquier situación que implique estrés —desde una fuerte discusión hasta un viaje largo en el que haya tráfico— puedes despojarte del enfado, el estrés, la tristeza o cualquier otra situación específica que te esté causando preocupación.

Tal vez hayas visto a un perro sacudir su cuerpo. Todos los tipos de mamíferos, desde los osos polares hasta los conejos, sacuden sus cuerpos para liberarse del estrés y de cualquier tipo de sensación provocada por una situación relativamente traumática.

Como seres humanos que somos, nos olvidamos que el temblor es una manera muy sencilla para hacer desaparecer el estrés y que de este modo no se estanque. Al entrar en contacto con nuestra propia naturaleza salvaje, hay mucho que aprender al observar a otros animales.

Inspira profundamente y luego exhala, soltando en la respiración cualquier tipo de energía que pueda estar bloqueada dentro de ti. Repítelo varias veces. Al exhalar, quizá quieras sacar la lengua y abrir los ojos tanto como puedas. Entonces, empieza a sacudirte. Comienza por tus muñecas y sigue subiendo a través de tus brazos. Sacude los hombros y los tobillos. Puedes quedarte en un lugar específico o moverte un poco. Vuélvete loco.

Una vez que te hayas desprendido del estrés del día a día y te hayas liberado de la energía estancada en tu interior, puedes relajarte. Relaja tu frente, tus globos oculares, tu mandíbula y tus muslos. Recorre todo tu cuerpo, invitando a cada una de las partes a relajarse. Tratar de alcanzar un estado de relajación, es posible que resulte complicado, especialmente cuando es otra persona la que te dice que lo hagas. Es tanto el tiempo que pasamos inmersos en un estado de nervios, que esa tensión que sentimos nos proporciona una falsa sensación de comodidad. Es, prácticamente, como si el hecho de relajarnos pudiese considerarse un acto de irresponsabilidad o pereza, cuando en realidad es el primer paso hacia la liberación.

En el bosque no tienes la necesidad de forzar la relajación. Simplemente sal afuera y la Naturaleza se encargará de hacer que su magia funcione para relajarte y restaurarte. A través de diversos estudios, se ha demostrado que la gente se siente más relajada después de tan solo quince minutos en contacto con la naturaleza. Afirman que la vitalidad que sienten también es mayor[3]. Estar rodeados de vida nos hace sentir más vivos literalmente.

Durante el baño de bosque la naturaleza te invitará a conectar con ella de distintas maneras. De ti depende responder a esas llamadas y probar cosas nuevas. Escucha a tu cuerpo y observa lo que te hace sentir bien en este momento.

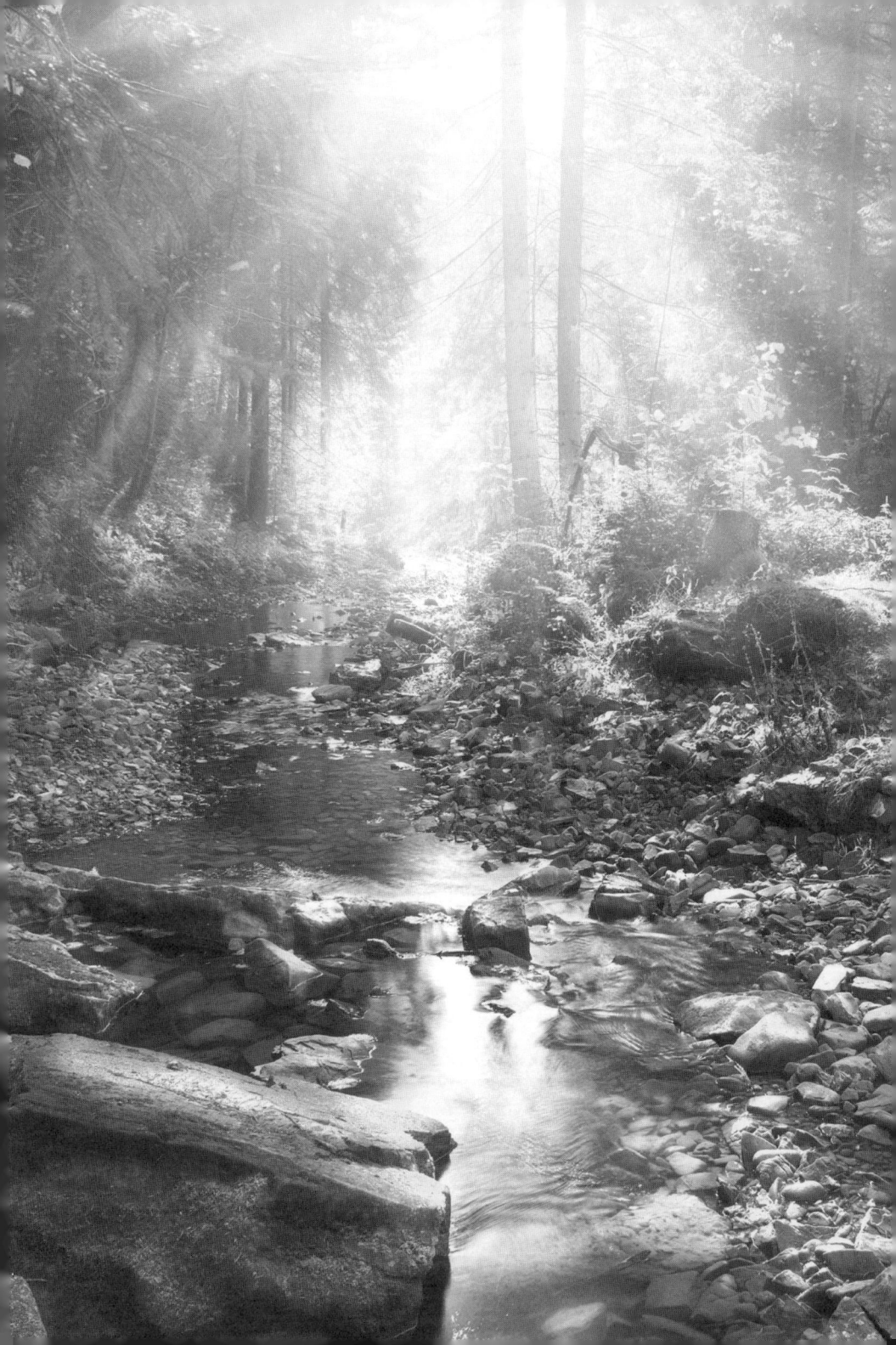

DESCONECTAR PARA RECONECTAR

Un buen comienzo para estar en sintonía con el mundo que te rodea es apagar tu teléfono móvil. En serio, deja de estar pendiente de tu móvil. Ponlo en modo avión o apágalo por completo; déjalo en casa o guárdalo en tu mochila. En ocasiones el trabajo y las responsabilidades no nos permiten desconectar, pero en la mayoría de los casos resulta necesario que nos tomemos una o dos horas para descansar de la dependencia tecnológica. Puede que pierdas la oportunidad de hacerte un *selfie* espectacular, pero lo que obtendrás a cambio lo compensará con creces. Y cuando enciendas el teléfono de nuevo, comprobarás que no te has perdido nada.

Hay un mundo más allá de la pantalla bidimensional. Con nuestros *smartphones* como anclaje, vivimos siempre atados. La tecnología está diseñada para ser adictiva[4]. Como dijo Jeffrey Hammerbacher, que dirigía el equipo de datos científicos en Facebook antes de crear su propia empresa, «Las mejores mentes de mi generación se dedican a pensar en cómo conseguir que la gente pinche en los anuncios»[5]. El resultado es una distracción constante y una búsqueda en línea continua de actualizaciones de estados en lugar de realizar esta búsqueda en nuestro interior. Es más probable que nos registremos de manera virtual que hacerlo mirando hacia adentro. La tecnología nos ha «conectado» como nunca antes, sin embargo, estamos más desconectados que nunca de lo realmente importante: de nuestro interior y de los ritmos y ciclos vitales de la naturaleza.

Cuando desconectamos nuestros móviles y nos olvidamos de la pantalla, no estamos desconectando, sino que comenzamos el proceso de reconexión con nosotros mismos y recordamos la manera de habitar con plenitud en nuestro cuerpo y en el entorno que nos rodea. Nos alejamos del mundo bidimensional para entrar de nuevo en el mundo multisensorial y multidimensional. Recordaremos cómo ser «seres» humanos y no «objetos» humanos. La naturaleza nos brinda infinidad de pistas sobre cómo vivir en este planeta.

Cuando estás en el bosque, el tiempo deja de ser lineal y parece transcurrir a un ritmo diferente; unas veces parece ir más despacio, otras veces corre más deprisa. Piérdete (¡o encuéntrate!) en lo sagrado del tiempo. Ábrete a aceptar el regalo del tiempo. Si estás dirigiendo un grupo, hazles saber al resto de miembros del equipo que llevarás control sobre el tiempo (y hazlo consecuentemente) para que de este modo no tengan que pensar en ello.

Ni siquiera estamos respirando. Muchos de nosotros sufrimos de «apnea de la pantalla» o «apnea del correo electrónico»; dejamos de respirar o lo hacemos de manera superficial cuando fijamos nuestra vista en las pantallas. Las aplicaciones móviles que nos descargamos pueden ser «gratis», pero cuando dedicamos horas y horas a navegar por distintos medios sociales, pagamos con nuestra atención y nuestra salud, lo más valioso que tenemos. Aquello en lo que ponemos el foco es lo que determina la calidad de nuestras vidas[6]. Como decía el filósofo español del siglo XX José Ortega y Gasset: «Dime a qué le prestas atención y te diré quién eres». Nos debemos a nosotros mismos el escuchar y observar con detenimiento, para así entender los sistemas y tecnologías biológicas que han creado las condiciones vitales durante los últimos cuatro mil quinientos billones de años.
Ante todo, debemos aprender a escuchar y observar la naturaleza para ver cómo podemos diseñar una tecnología que esté alineada con el funcionamiento de los sistemas de la Tierra.
.

PON EN PRÁCTICA LA PRESENCIA

La presencia es el mejor regalo que puedes ofrecer. Una vez apagues tu teléfono móvil y te alejes del bullicio de lo cotidiano, quizá descubras que una parte importante del ruido no proviene de «afuera» sino que llega de tu propia mente. Ser consciente de lo ocupada que está nuestra mente es un paso importante hacia la liberación, aunque parezca lo contrario a lo que nos da paz. Una mente que no tiene disciplina es un auténtico parque de atracciones. Así, la mente acompaña de la mano a los pensamientos a través de una sala repleta de de espejos en los que se reflejan, y a que den vueltas en una noria. La sensación puede ser sofocante y agobiante. Por lo que gran parte de la ansiedad, el estrés y la inquietud o preocupación que sentimos procede de nuestra mente, que se siente estancada en el pasado o que trata de anticipar el futuro.

Estamos acostumbrados a este tipo de paseos mentales que, aunque nos hacen sentir incómodos, y en ocasiones provocan una sensación de miedo, volvemos a ellos de nuevo como si de un hábito se tratase. No obstante, la naturaleza puede salvarnos de esa cacofonía que suena en nuestra mente.

Estar en la naturaleza favorece nuestro estado presente. La presencia surge en el preciso momento en el que nuestra mente pensante acalla sus pensamientos, se detiene, poniendo toda nuestra atención en el mundo que nos rodea. De pronto, logramos sentir realmente que cada uno de los momentos presentes no volverán nunca. Todo lo que hay es el ahora, y si nuestra atención no está ahí, lo dejaremos pasar y perderemos el momento.

Nuestro sentido del «yo», del «ser», esa barrera un tanto artificial que nosotros mismos creamos y que nos separa de la Naturaleza, se desvanece hasta dejar que nuestra naturaleza interior y exterior se fundan. La sensación de belleza que se experimenta puede llegar a ser abrumadora y conmovedora, en tanto que desearíamos que cada momento, único y valioso, dure para siempre. Este sentimiento sobrenatural es lo más parecido al amor. Se acerca a la presencia de lo divino. Va más allá de la forma, la estructura y la función. Cuando experimentamos cada momento desde la plenitud, la vida pasa de estar en blanco y negro a ser de color: su Technicolor y su acústica se magnifican. No se trata de algo concreto que logremos alcanzar, sino de algo ante lo que nos rendimos. Sin embargo, requiere práctica. Y si tu mente y la mía se parecen en lo más mínimo, entonces sabrás que la práctica podría llevarnos toda una vida.

La naturaleza es la gran maestra del momento presente eterno. Observa *cómo existe* un pájaro, una planta o un riachuelo en la inmensidad del ahora. Mira a tu alrededor y verás que el hoy es un regalo. Cómo se forman las nubes en el cielo, las condiciones climáticas precisas y la forma en que incide la luz del sol sobre la tierra —todo ello es único y pertenece al ahora. Gracias a la naturaleza, te conectas con tu propia paz interior tranquilidad— trasciende el conducto que atraviesan los pensamientos, esa misma quietud está presente dentro de ti. Disfruta del estado de unión con la naturaleza.

A medida que practiques la presencia en la naturaleza, descubrirás que puedes extrapolarla a cualquier otro aspecto de tu vida. Mirar a los ojos de un ser querido y estar presente completamente con esa persona. Sentarte con tu diario sin estar comprobando el correo electrónico o sin estar pendiente del móvil. Cuando aprendas a cultivar y nutrir más presencia en tu vida, descubrirás que eres capaz de lidiar con cada situación que se presente, en el momento en el que se presente. Sentirás que la sensación abrumadora que antes te invadía por lo que fue o nunca llegó a ser, cada vez será menor.

FIJA UNA INTENCIÓN CONCRETA

Es de suma importancia ir al bosque con intenciones que sean verdaderas. Todo comienza con la intención. Es la base del Universo. Las intenciones se convierten en palabras. Palabras que encuentran la manera de manifestarse en pensamientos, y pensamientos que se materializan en acciones. Dado que la intención será la que guíe tu viaje, sé claro con tus intenciones para realizar el baño de bosque. ¿Quieres relajarte? ¿Quieres encontrar lucidez para abordar algún problema que exista en tu vida? ¿Quieres lograr alcanzar un estado de paz? ¿Quieres dejar apartar a un lado la seriedad y simplemente jugar y hacer tonterías?

Intenta poner el foco en la intención en este justo momento. Dedica un momento a poner todo el foco en un deseo. ¿Cómo quieres sentirte? Si no surge ninguna idea, trata de cerrar los ojos y mirar hacia tu interior. A menudo, tratamos de pasar el día, de procurar que pase cuanto antes, y no nos permitimos a nosotros mismos ni tan siquiera reflexionar y valorar lo que realmente deseamos. Cuando somos capaces de darle luz a lo que verdaderamente queremos, le damos paso a los poderes del Universo para que colaboren y coproduzcan junto a nosotros.

Al llegar a un templo Yamabushi en Japón, el monje me pidió que expresase mi intención al visitarlo. Me puse nerviosa, se me trababa la lengua, las palabras salían de mi boca atropelladas una detrás de otra... Ojalá hubiese puesto en práctica manifestarlas en voz alta. Se puso muy serio y, de una forma muy estricta, me ordenó que le hiciese una ofrenda a En no Gyoja, el fundador del Budismo Shugendo, una forma bastante mística para estar conectados con la naturaleza. Luego colocó un puñado de sal sobre mi mano y me mandó ir al río más cercano. Mientras que yo me limpiaba con la sal que me había dado, él entonaba una oración. El monje estaba comprobando el color del líquido que me rodeaba para cerciorarse de que mis intenciones eran verdaderas. Después de comprobar que no había mentira detrás de la intención, me dijo que, en ocasiones, los académicos acuden a visitarlo con intenciones impuras, y entonces el agua se torna turbia y lechosa.

Cuando sientas que ha llegado el momento, manifiesta en voz alta tu intención, ya sea para ti mismo o para compartirla también con otros. Es importante verbalizar las intenciones en voz alta, ya que nuestros pensamientos pueden ser complejos y parecer enrevesados. Cuando expresamos nuestra intención, nos obligamos a ser claros. Cuanto más clara y concisa sea nuestra intención, mejor. Entonces, déjalo ir; deja de pensar en tu intención. No te preocupes por los detalles. Aunque soltar puede resultar la parte más difícil, se vuelve más fácil con la práctica. Confía en que la naturaleza te ayudará a encontrar la solución en el momento adecuado y de la manera correcta.

Así como las intenciones dirigen tu viaje hacia el bosque, también cabe utilizarlas para dirigir cualquier aspecto de tu vida. Puedes dedicar el tiempo que necesites a fijar una intención para cada día, o antes de una reunión en el trabajo, o en una conversación delicada. Cuando caminamos por la vida con intención, podemos pasar por encima del caos con determinación y convicción. Cuanto más nos acostumbremos a establecer y definir una serie de intenciones, mayor será la conexión que tendremos con nuestros auténticos deseos y con los latidos del corazón de la Tierra.

A medida que la conexión con la Naturaleza crezca, serás capaz de reconocer que el ritmo de tus intenciones también lo hace. Es posible que tus deseos cambien en función de las estaciones o las fases lunares. Definir intenciones durante cada fase de luna nueva es una práctica muy potente. Al igual que los agricultores y jardineros saben qué semillas han de sembrar en la tierra durante la fase de luna nueva, cuando la gravedad lunar atrae el agua y, por la fuerza que ejerce, la marea sube, y como consecuencia las semillas se hinchan y brotan, por lo que la fase de luna nueva se considera un periodo fértil para sembrar y que broten nuevas semillas en nuestro jardín vital interior.

Alinear tus intenciones con el latido del Universo te permite fluir con todo en la vida en lugar de nadar a contracorriente. El antiguo calendario maya, el conocido como Tzolk'in, es un calendario compuesto por 260 días, con nombres de 20 días (o sellos) agrupados en periodos de 13 días, o trecenas. Cada día tiene un tono único y especial, y cuando conectas con él, armonizas con el ritmo de la creación universal. A través de este calendario, puedes definir tu intención de acuerdo al tono del día. Unos días son idóneos para conectar con tus seres queridos, otros lo son para comunicarte con la naturaleza o para organizar y establecer cierto orden en tu casa. Quizá sea cierto que a los periodos de 13 días los caracteriza la tempestad y la tormenta, y otros se basan en su totalidad en el crecimiento personal. En lugar de guiarse por una medición del tiempo lineal, al entrar en sintonía con el Tzolk'in, la vida comienza a girar a un ritmo circular que te invita a crecer y a expandirte a ese son. Nuestras intenciones, como todo lo demás, se alinean con el Universo.

«La intención conduce a comportamientos que conducen a hábitos, que conducen al desarrollo de la personalidad, que a su vez conduce al destino».

JACK KORNFIELD

PIÉRDETE EN EL ESPACIO

Cuando sientas que el mundo se te viene encima, levanta la vista hacia el cielo. Fija tu mirada en la luna o en las estrellas. En Japón, el *gekkou yoku*, o baño al amanecer, es una práctica tradicional que consiste en pasear bajo la luna llena con el fin de aprovechar la energía que desprende y conectar con el Universo.

Para conectar con el cosmos, empieza por comprobar si existe visión astral alguna para cada luna nueva. Alinea tus baños de bosque con el ciclo lunar que corresponda. Aprovecha el aporte de energía extra que cada luna nueva lleva consigo y date un baño de bosque para mantenerte anclado a la tierra. Presta atención a los fenómenos o sucesos más importantes que acontezcan, como por ejemplo un eclipse, o a Mercurio en su fase retrógrada. Observa lo que sucede a medida que las energías se transforman en el Universo y cómo esto afecta a tu propia vida. Alan Watts dijo: «Tú eres el universo experimentándose a sí mismo».

Podemos experimentar un gran aprendizaje sobre nosotros mismos al estudiar el Universo. La Tierra y el cosmos colaboran y se complementan, así como lo hacen nuestro cerebro y nuestro cuerpo entre sí. Pero a menudo solemos dejar que nuestra mente nos domine.

Fíjate en tu postura corporal en este momento, ya sea de pie o sentado. ¿Está alineada tu cabeza con tu columna vertebral o sobresale? Con la cantidad de tiempo que pasamos con un ordenador como herramienta de trabajo y mirando nuestros móviles, tendemos físicamente a dirigir con la cabeza todo el tiempo, y esto repercute en la forma en que tomamos decisiones y en cómo evolucionamos a lo largo de la vida. Aunque es cierto que la mente puede dominar al resto del cuerpo, parece encontrarse *más feliz cuando, en lugar de controlar, colabora con él*. Cambia de posición y mueve tu cabeza hacia atrás de tal modo que esté alineada con tu corazón y con la parte central del cuerpo; esa zona que te proporciona estabilidad física. Este simple movimiento hará posible la integración con tu cuerpo.

Esta alineación te ayudará a convertirte en un canal de energía que fluye desde el cosmos hasta la tierra.

Cuando recordamos que somos parte de algo tan inmenso, comprendemos que el espacio en el que podemos existir es enorme. Resulta reconfortante ser conscientes de que tan solo somos una parte pequeña que habita en un Universo cuya inmensidad trasciende a la lógica. Ahí fuera hay mucho espacio, así que no tengas miedo de ocupar un poco del mismo y tener tu sitio. El Universo no se empequeñece, como tampoco debemos hacerlo nosotros.

> «Todos estamos conectados: entre nosotros, biológicamente. A la tierra, químicamente. Al resto del universo, atómicamente».
>
> NEIL DEGRASSE TYSON

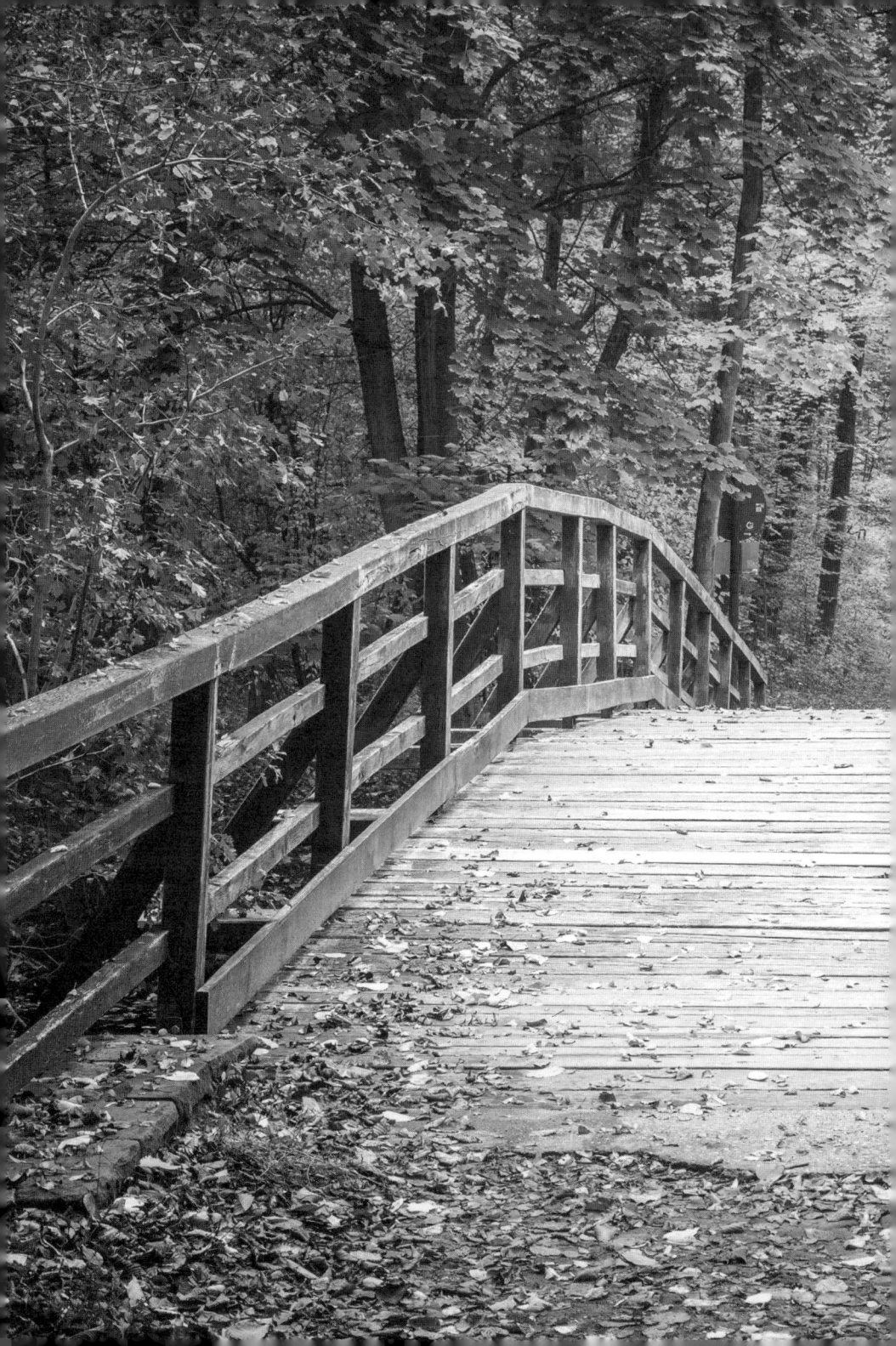

PARTE 3

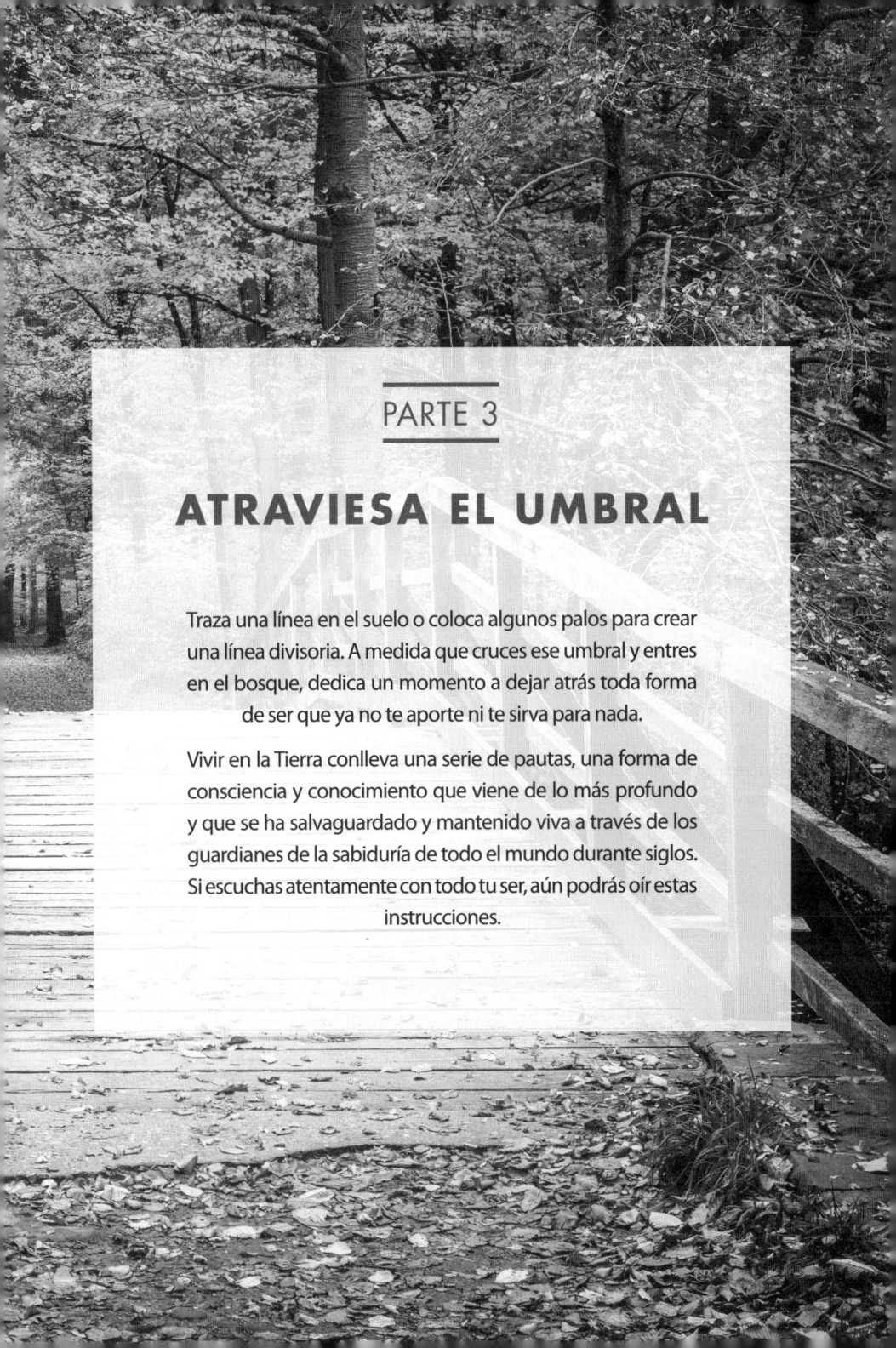

ATRAVIESA EL UMBRAL

Traza una línea en el suelo o coloca algunos palos para crear una línea divisoria. A medida que cruces ese umbral y entres en el bosque, dedica un momento a dejar atrás toda forma de ser que ya no te aporte ni te sirva para nada.

Vivir en la Tierra conlleva una serie de pautas, una forma de consciencia y conocimiento que viene de lo más profundo y que se ha salvaguardado y mantenido viva a través de los guardianes de la sabiduría de todo el mundo durante siglos. Si escuchas atentamente con todo tu ser, aún podrás oír estas instrucciones.

REZA UNA ORACIÓN POR EL BOSQUE

Reza una oración por la protección del bosque, por sus habitantes, y rézala también por ti y por todos los que están viviendo su propio viaje en el bosque. Tú eres parte de una red que está compuesta por todos los seres vivos, y su protección es tu protección. Esto es a lo que el maestro Zen Thich Nhat Hanh hace referencia como «interser» en su libro *Un canto de amor a la Tierra*. Dice: «Cuando observamos la forma de nuestro cuerpo, vemos a la Madre Tierra reflejada dentro de nosotros, y así, todo el universo encuentra también en nuestro interior. Una vez que tenemos esta percepción del ser, es posible tener una auténtica comunicación y comunión con la Tierra. Esta es la forma más elevada de oración posible».

Busca las características naturales que marquen la entrada al bosque. Tal vez sean dos árboles los que sirvan como puerta de entrada, o un quizá un sauce llorón guarde la energía que marque ese punto de partida. Busca un lugar que se asemeje a una entrada y detente un instante en él para ofrecerle una oración. No existe la manera correcta o incorrecta de recitar la oración, ni hay frases que debas memorizar. Simplemente, escoge lo que sientas que está lleno de verdad en ese momento. Esto no forma parte de ninguna práctica religiosa previamente consolidada, ni tampoco de un ritual prescrito que al recitarlo pudiese resultar incómodo. Es algo que nace de ti y es a la Tierra a quien llega esta oración. Habla en voz alta o canta, ofrécele tu voz y tu presencia.

- Ofrece tus oraciones antes de entrar en el bosque, incluso cuando no estés presente en él. Rézate a ti mismo, reza por tus amigos y por tu familia. La magia se eleva hasta alcanzar su máximo poder cuando tus oraciones te trascienden; la intención de ofrecer la bendición a otras personas también te sanará sin ser apenas consciente de ello.
- Comienza con gratitud. Transmite tu agradecimiento a la Tierra por todos los regalos que ya nos ha entregado, y también por todo el respaldo que nos

ofrece cada día. Agradece el amor en abundancia que nos brindan los árboles del bosque —filtran el aire que respiramos, contribuyen a la generación de oxígeno, son la causa principal de la lluvia y nutren al planeta— sencillamente, no podríamos vivir sin ellos.

- Pídeles a los espíritus del bosque que te mantengan a salvo del peligro a medida que te adentras en el mundo del misterio. Ellos te protegerán. Inclínate ante el bosque, agradeciendo y reconociendo su gran poder.
- Rezar por nuestra propia seguridad y bienestar significa rezar por la seguridad y el bienestar del bosque. Reza por los bosques que conoces, por aquellos de los que has escuchado hablar alguna vez, y por los bosques que esperas visitar en algún momento. Reza por los bosques olvidados y por todas las criaturas que los llaman hogar. Reza cuando te des cuenta de que tu mente se ha maravillado, y mientras comas, bebas, disfrutes o lleves puesto cualquier cosa que el bosque te ofrezca. Puedes pasarte el día entero en un estado de oración.

El acto de la oración es algo natural y universal. El monje budista de Japón reza de una manera diferente al guía Maorí de la selva, y este al mismo tiempo reza de forma distinta al curandero chamánico, y sin embargo, todos ellos reconocen la importancia de una comunicación que nazca desde lo más íntimo con el Universo.

PISA CON CUIDADO

A lo largo de prácticamente toda la existencia humana, hemos pasado gran parte de nuestros días caminando, sentados y durmiendo directamente en el suelo. Somos de la tierra como lo son los peces al agua y los pájaros al cielo. Hemos perdido literalmente nuestra conexión con la Tierra mientras experimentamos la vida moderna. Nos sentamos en sillas y nos montamos en coches. Vivimos sobre la tierra, muy por encima de ella en apartamentos que hemos construido y conducimos en carreteras pavimentadas. Cuando andamos por la calle, usamos calzado con suelas de goma, plástico o cualquier otro material sintético. Sin embargo, en el baño de bosque, podemos ir descalzos o usar cualquier tipo de calzado que nos permita sentir el suelo bajo nuestros pies, como pueden ser los mocasines. En Japón, cuando los Budistas Shugendo salen en peregrinación a la montaña, utilizan un tipo de calcetín especial conocido como *tabi*, caracterizado por una separación entre el primer dedo, o dedo gordo del pie, y los dedos restantes. Creen firmemente que la Tierra nos siente, así que nosotros deberíamos sentirla a ella.

Mientras caminas y sientes la tierra bajo tus pies, la forma con la que que interactúas y te relacionas con el mundo cambiará. Hay algo liberador en el acto de quitarte los zapatos y sentir la tierra o la hierba sobre la que caminas bajo los dedos de tus pies.

Es una especie de acto personal de rebelión contra las limitaciones impuestas por la sociedad. Trata de caminar de esta manera y observa si eso despierta algún recuerdo de la infancia. Muchos niños andan naturalmente de puntillas y hacia adelante. Nacemos salvajes. Nacemos de la tierra y tenemos, de manera innata, una profunda conexión a ella. La reconexión con la tierra comienza desde tus pies, los puntos naturales de conexión con la propia tierra.

Si tus pensamientos circulan por tu cabeza desenfrenadamente, prueba a caminar descalzo y observa cómo llega la quietud hasta ti, el silencio y la calma recorren tu mente y tú comienzas a sentirte en un estado más presente en tu cuerpo. Camina sobre la Tierra como si cada paso fuese una oración. Visualiza realmente a la Tierra como un cuerpo con vida de alguien a quien cuidas y mimas desde lo más profundo y observa cómo lo masajeas, de qué forma lo besas y acaricias mientras caminas sobre él.

Se ha demostrado mediante una serie de estudios que el *earthing*, o contacto directo con la tierra a través de nuestros pies —en suelo, hierba, arena, musgo o cualquier otra variedad— puede influir positivamente en la reducción de la inflamación y el dolor crónico, también ayuda a reducir el estrés, estimular e incrementar la energía, y mejorar la calidad del sueño[1]. El *earthing* es la cura para todos los males.

La tierra es la mayor fuente de energía de la que disponemos. Nuestro planeta es como una batería inmensa que se recarga constantemente gracias a la radiación solar y de los rayos procedentes de las partes más altas de las nubes, y al mismo tiempo del núcleo interior terrestre. Al caminar descalzo, absorbes la energía en forma de electrones libres en tu cuerpo, neutralizando y liberando al mismo tiempo radicales libres tóxicos. Las doscientas mil terminaciones nerviosas que se encuentran en la planta de cada uno de tus pies, recogen los electrones que la tierra transfiere. Al andar descalzo, el sistema nervioso logra calmarse y alcanzar un estado de tranquilidad, y al mismo tiempo, el cuerpo recupera su estado de electricidad óptimo, a partir del cual podrá autorregularse y sanarse por sí mismo con más facilidad.

«Camina como si estuvieses besando la tierra con tus pies», dice Thich Nhat Hanh. En la acupuntura china, el punto *Yong Quan* (o manantial burbujeante), es el punto meridiano localizado justo en la planta del pie, cerca del centro de la misma. Ahí es donde los «labios» de tus pies besan la tierra. Sé consciente de lo que tus pies pueden llegar a soportar. No siempre es posible estar descalzo o llevar mocasines puestos. Y no importa el calzado que lleves: durante un baño de bosque, hay momentos en los que tu cuerpo te pedirá quitarte los zapatos y andar descalzo.

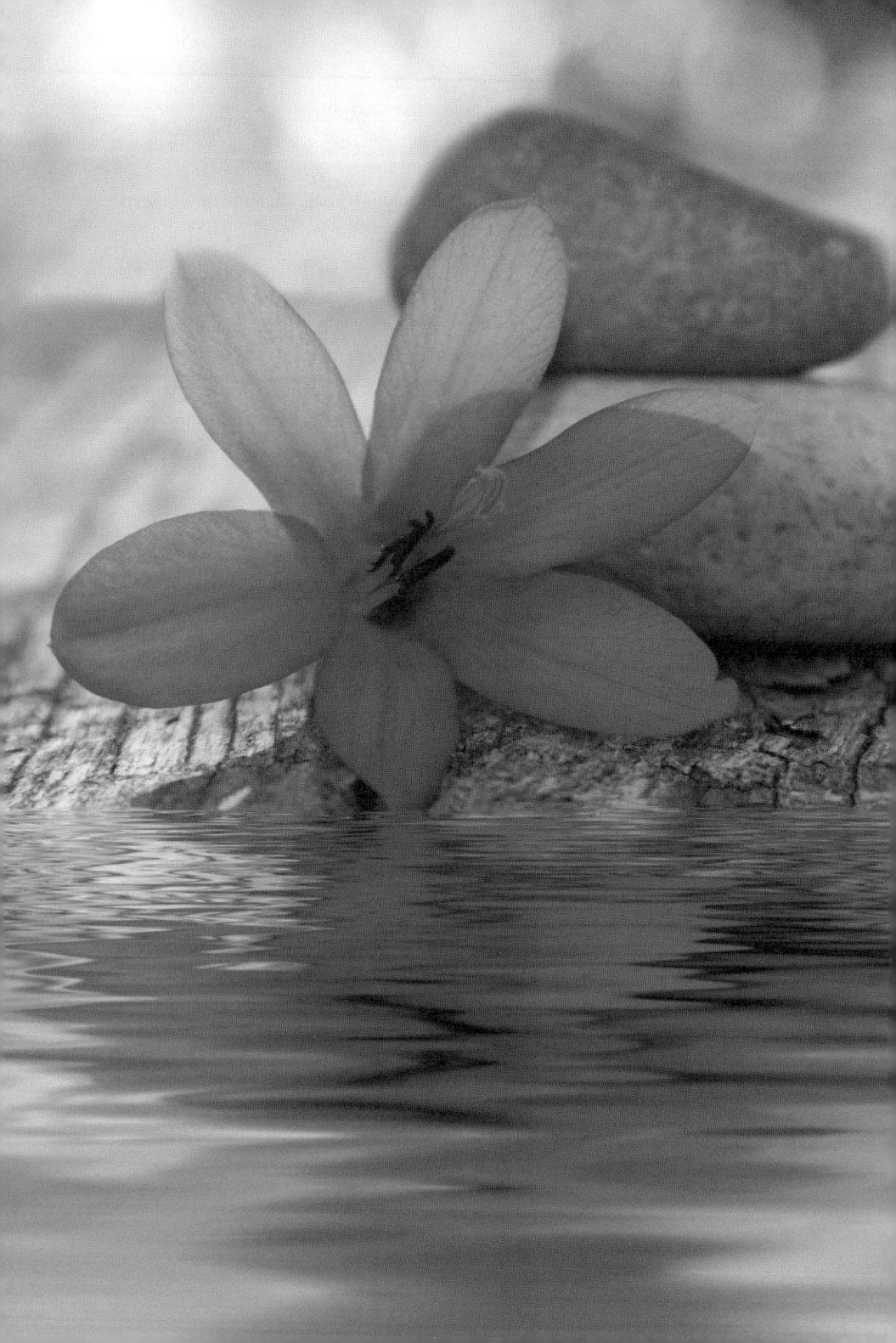

HAZ OFRENDAS

Dedica un momento a hacer una lista mental de todo lo que obtenemos de la tierra. Es la naturaleza la que nos proporciona nuestros hogares, nos brinda alimentos, agua, espacio, oxígeno, belleza inmensa... la lista es infinita. En resumen, todo lo que tenemos proviene de la tierra. Es posible que el remordimiento y el sentimiento de culpa te invadan cuando pienses en cada una de las formas en las que como sociedad hemos dañado a la Tierra, y en *cómo* damos por sentado todo lo que nos ofrece. A través del baño de bosque puedes lograr reconocer esos sentimientos y que así, en lugar de generar ansiedad o bloqueo, puedan alimentar tu generosidad.

Entonces, ¿qué puedes devolverle a la Madre Tierra? Quizá esta respuesta sea difícil de responder. Es posible que el concepto de «devolver a la Tierra» nos resulte extraño, ya que la mayoría de nosotros estamos más acostumbrados a aprovecharnos de todo lo que genera. Le hemos otorgado la etiqueta de «recursos» a todo lo que obtenemos de la tierra, y hemos decidido que están ahí para que nosotros nos beneficiemos de ellos sin ofrecer nada a cambio.

Una ofrenda es un gesto de gratitud y reconocimiento por todo lo que la tierra nos brinda. Desde niños, aprendemos a dar y recibir. Esta noción sobre lo recíproco forma parte de las instrucciones originales para vivir en este planeta y contribuye a recuperar el equilibrio. El sistema natural en su conjunto es una danza en la que bailan el dar y el recibir. Los árboles absorben la energía de la luz del sol y, a cambio, liberan oxígeno. Nosotros también formamos parte de este baile con la Naturaleza.

La Tierra se encuentra en un estado de sobrecarga y saturación ocasionado por todo lo que ofrece continuamente, y ahora es el momento de devolverle el favor y agradecer su esfuerzo para así poder comenzar a recuperar todas nuestras relaciones. Hay una infinidad de maneras de hacer ofrendas a la Tierra. Puedes crear tu propia oración juntando una serie de objetos como puedan ser flores, galletas, especias y una nota de agradecimiento a la Madre Tierra escrita a mano por ti mismo, envolverlo todo en papel o tela para que puedas quemarlo o enterrarlo bajo la tierra. Puedes enterrar piedras o incluso joyas de origen natural en algún sitio que tenga un significado especial para ti, al igual que puedes lanzarlas al agua. Asegúrate de ofrecer a la naturaleza solo objetos naturales que pertenezcan a la tierra.

Las ofrendas son una parte esencial para traer salud y abundancia a nuestras vidas y dar gracias de corazón a la Madre Tierra por todo lo que nos da. Piensa en las ofrendas que haces a la Tierra del mismo modo que podrías pensar en hornear unas galletas para un amigo especial u ofrecer flores a una persona a la que verdaderamente quieras —un acto espontáneo y meditado para sorprender a la persona que recibe la ofrenda, y al mismo tiempo, un acto que nutre la relación desde lo más profundo. Mejor aún, llena una bolsa de hojas de tabaco orgánico o de maíz para ofrecer durante el baño de bosque. Esparce un poco de estas hojas a medida que entres en el bosque junto a un riachuelo, y hazlo también cuando termines tu ritual y te marches, o sencillamente, en cualquier momento en el que te sientas maravillado por la magia que nace del mundo natural. Una canción de las que llega al corazón. Un baile, una reverencia y un saludo son gestos dignos para ofrecer a la Madre Tierra.

No hay una forma correcta o incorrecta de hacer una ofrenda, siempre y cuando lo que ofrezcas nazca del amor más puro. Puedes hacerlo tan sencillo o elaborado como desees. Lo más importante se encuentra en la intención que tengas al hacerlo, en el respeto con que lo hagas y en la presencia a lo largo del proceso de preparación de la ofrenda y del momento de la entrega en sí.

A medida que devolvemos el estado armónico natural a nuestras vidas, devolvemos una armonía restaurada al propio planeta. Cuanto más ofrecemos, más conscientes somos de lo mucho que recibimos. La generosidad crea abundancia. La gratitud comienza a expandirse y ser cada vez mayor. La noción innata de reciprocidad se convertirá de nuevo en nuestro modo de andar por la vida en este planeta.

PIDE PERMISO

Como muestra de respeto, antes de coger una flor o probar una mora, pídele permiso a la Tierra. (Hazlo de la misma forma en la que le preguntarías a tu compañero de piso si te presta su jersey o al camarero si puede atenderte para pedirle una taza de café). Como si se tratase del popular juego «Mamá, ¿puedo?», pregunta, «Madre Tierra, ¿puedo?». Puede que reconozcas un sentimiento que surge del interior de tu corazón. A menudo, el simple hecho de preguntar, hace feliz a la Tierra, y de ese modo, ella te dejará que lleves contigo lo que quieras. Sin embargo, es posible que algunas veces preguntes y tengas la sensación de no tener ese permiso para coger nada, o quizá puedas coger solo un par de flores o moras. Es importante respetar los límites y no aceptar más de lo que tú *estés dispuesto a ofrecer.*

La idea de pedir permiso antes de arrebatarle algo a la naturaleza puede parecer absurda y descabellada en los tiempos modernos que corren; sin embargo, esta misma filosofía se aplica en muchas de las mitologías indígenas. Forma parte de las instrucciones originales para vivir en este planeta, y las cuales parece que hemos olvidado por completo como sociedad, pero sobreviven de algún modo en historias tradicionales y cuentos de hadas.

Mientras visitaba el Bosque de Waipona, la mayor extensión de bosque nativo que se conserva en el norte de Nueva Zelanda y que alberga los árboles milenarios Kauri, conocidos como Tane Mahuta y Te Matua Ngahere, un guía maorí local me contó la historia del guerrero Rātā.

Rātā necesitaba construir una *waka* (canoa), así que se adentró en el bosque y taló un árbol muy alto. Como la noche empezaba a caer, Rātā regresó a su aldea y pensó en volver al día siguiente para terminar. Mientras tanto, los insectos, pájaros y espíritus del bosque que protegen al bos-

que —los guardianes *hākuturi*— estaban furiosos y molestos, porque Rātā había talado el árbol sin pedir permiso, así que se esforzaron tanto como pudieron para volver a levantarlo. Cuando Rātā regresó al día siguiente, se quedó atónito al ver que el árbol que había talado, estaba completamente en pie y entero. Confundido, pero seguro de sí mismo, y sin dudarlo ni un segundo, taló el árbol de nuevo y regresó a su casa. De nuevo, los guardianes *hākuturi* trabajaron durante toda la noche para restaurar el árbol. Rātā volvió al bosque para cortar el árbol por tercera vez. Entonces, decidió quedarse toda la noche en el bosque y fue así como logró ver trabajar a los *hākuturi*. Cuando se presentó y les preguntó por qué estaban haciendo eso, le explicaron que él había insultado a Tané Mahuta, el Dios del bosque, al no pedir permiso y hacer los rituales y el conjuro debido antes de talar el árbol. Avergonzado, Rātā pidió permiso para cortar el árbol de nuevo, y esta vez en cambio, los *hākuturi* le ayudaron amablemente a fabricar su canoa.

Al igual que la historia de Rátà, no somos los dueños de los recursos de la tierra, por lo que debemos pedir permiso antes de coger nada que provenga de ella, ya sea cortar una mora o talar un árbol.

CULTIVA LA ENERGÍA DE LOS ÁRBOLES

Los árboles poseen sistemas radiculares muy complejos que les permiten asimilar los nutrientes y el agua de la tierra y así transportarlos a través de su tronco en forma de savia para después penetrar en el interior de sus ramas y hojas. El sistema vascular de un árbol se contrae y se expande bombeando agua hasta el árbol, es decir, como si el corazón bombease sangre por todo nuestro cuerpo. Lo que marca la diferencia es que el ritmo cardíaco de un árbol es mucho más lento que el nuestro, de manera que no lo percibimos. Simultáneamente, los árboles absorben la energía del sol a través de la fotosíntesis. Dicha energía circula a través de las hojas, desciende hacia las ramas y el tronco, y finalmente vuelve a la tierra.

Al igual que ocurre con los árboles, guardamos una relación inquebrantable con la tierra, que se explica con el aire que respiramos, el agua que bebemos y los alimentos que consumimos. Como escribió el naturalista estadounidense John Burroughs: «Estamos arraigados al aire a través de nuestros pulmones y a la tierra a través de nuestros estómagos. Somos árboles ambulantes y plantas flotantes»[2]. Cuando nos olvidamos de esto, terminamos por estar desconectados y desvinculados de la tierra. Es necesario restablecer la conexión aceptando la energía que nos llega de la Tierra y del cosmos y liberando la que ha estado bloqueada dentro de nuestros cuerpos. Cuando la energía fluye libremente, es más eficaz.

Se pueden recuperar nuestras raíces y nuestra relación con el Universo mediante una simple invitación llamada *respiraciones de árbol andante*, la cual aprendí de la escritora y profesora de Reiki Chamánico Llyn Cedar Roberts durante mi visita a la Selva Lluviosa de Hoh. Inténtalo en cualquier momento durante el baño de bosque, o bien cuando simplemente te sientas desconectado, ya sea por la mañana antes de ir al trabajo o a clases, o quizá en alguna pausa que realices a lo largo del día. Aunque es mejor hacerlo cuando estés al aire libre, si no puedes porque estás atrapado en un espacio interior, trata de visualizarte fuera de él.

1. Quítate los zapatos y, mientras permaneces de pie, muévete hacia adelante y hacia atrás y de un lado a otro para poder conectar firmemente con la tierra. Imagina que sus raíces están unidas a la planta de tus pies y se prolongan hasta la parte más profunda de la tierra.
2. Inhala profundamente e imagina que la energía te recorre comenzando por tus pies, asciende por tus piernas, cruza por el centro de tu cuerpo y llega hasta el interior de tu corazón, justo en el epicentro.
3. Exhala mientras extiendes tus brazos hacia el cielo como si fueran ramas que buscan la luz, y deja que tu cuerpo se libere emitiendo una especie de sonido parecido a «¡shooooo!», mientras tratas de expulsar la energía restante que está estancada en tu cuerpo.
4. Al inhalar de nuevo, recoge energía del cosmos y tráela al centro de tu corazón.
5. Exhala mientras te inclinas hacia adelante y dejas salir otro «¡shooo!», al mismo tiempo que acercas la punta de tus dedos al suelo. Puedes flexionar las rodillas. Deja que las yemas de tus dedos absorban la energía de la tierra.
6. Mientras estás de pie, inhala y lleva las manos hasta el centro de tu corazón en posición de oración. Repítelo de seis a doce veces.

Solo cuando sientas que puedes concluir con la práctica, permanece de pie con los ojos cerrados y las manos juntas cerca de tu pecho como si estuvieses rezando. Puede que te sientas más anclado a la Tierra y al mismo tiempo tengas una sensación de amplitud y expansión interior, justo como lo haría un árbol que camina.

CONECTA CON UN ÁRBOL

La toma de conciencia respecto a la energía, o fuerza vital, es una noción milenaria. En China es conocida como *qi* y en la India se denomina *prana* o *shakti*. Qigong es una antigua práctica china cuyo objetivo era cultivar y equilibrar el *qi*, la energía vital, con el fin de gozar de buena salud y descubrir nuestra verdadera naturaleza. Esta práctica es tan antigua como algunos de los árboles más longevos del planeta, y todas aquellas personas que lo ponen en práctica pasan su vida adaptándose y sintonizándose con lo complejo del sistema holístico.

Entre las diferentes técnicas se encuentra el árbol qigong. En esta práctica, se trabaja con un árbol con el propósito de deshacer los bloqueos energéticos. Realmente, esta práctica puede llevarse a cabo con cualquier cosa, desde piedras hasta plantas, pero es mejor empezar con árboles. Los árboles y los humanos tienen un tipo de vínculo especialmente beneficioso para ambas partes, ya que siempre están en un continuo intercambio de energía en el que mientras uno la libera, el otro la absorbe. Los árboles suelen estar dispuestos a ayudarte, e incluso deseosos e impacientes por hacerlo, además de apreciar el tiempo que les dedicas a estar junto a ellos.

1. Presta atención. Si sientes que un árbol te llama la atención especialmente, pídele permiso para trabajar junto a él. Si no sientes que la respuesta que te da es un «Sí» lleno de entusiasmo y convicción, sencillamente agradece a ese árbol su sinceridad al expresarse y busca otro árbol que realmente quiera trabajar contigo.
2. Cuando hayas encontrado tu árbol, pídele permiso para tocar la corteza que lo envuelve con tus manos o para rodearlo con tus brazos. Respira hondo y pon tu atención en transmitir la energía amorosa que está en tu corazón directamente al árbol.
3. A continuación, inhala la energía que procede de las raíces del árbol hasta que llegue a tu corazón.

4. Exhala la energía de tu corazón al árbol, e inhala la energía que llega del árbol hasta tu corazón.
5. Exhala la energía de tu corazón, deja que una vez que recorra tu cuerpo, salga y llegue hasta las hojas de los árboles y se expanda por el cielo.
6. Inhala la energía del cosmos y tráela de vuelta hasta tu corazón.
7. Continúa respirando junto al árbol de esta manera tanto tiempo como desees.
8. Cuando tú o el árbol os sintáis completos y creáis que habéis terminado este flujo de energía mutuo, agradece al árbol del mismo modo que lo harías con cualquier otra persona y presta atención a si hay una sensación de energía que antes no estaba recorriendo todo tu cuerpo.

Es posible que observes que tu cuerpo tiene una postura *más* elevada y que tu corazón se expande a medida que la energía del árbol ayuda a disipar todos los bloqueos de tu cuerpo. Quizá incluso sientas cómo cruje tu espalda o que respiras con más facilidad.

SALUDA AL SOL

El sol es la fuerza que lo impulsa todo. Sin el sol, la vida en la Tierra simplemente no sería posible. El sol nos da calor y favorece la salud de nuestra piel. Al detectar la luz del sol, el cuerpo envía un mensaje para que se reduzca la producción de melatonina, la hormona que favorece el sueño, y para que los niveles de serotonina sean mayores, un neurotransmisor que mejora el estado anímico de la persona[3]. A medida que honramos al sol y conectamos con su energía, logramos entrar en contacto con nuestro propio sentido de conocimiento superior.

El monje Yamabushi, al que conocí mientras viajaba por Japón, me enseñó una práctica para conectarme con el sol cada mañana. Se aseguró de que memorizase cada uno de los pasos y me pidió que pusiera en práctica lo aprendido durante diez días. «Hazlo todos los días y asegúrate de no dejar pasar ni un solo día sin practicarla», dijo, «Una vez que hayan pasado los diez días, y solo entonces, podrás comprobar si te funciona. Si no es así, deja de hacerla». Desde entonces, he realizado esta práctica todos los días, y sinceramente, me funciona. Quizás también se adapte a lo que tú necesitas y te funcione.

Puedes hacerlo en cualquier lugar, en cualquier momento del día, aunque por la mañana, justo cuando amanece el día y el sol empieza a salir, es el mejor momento. No importa donde estés, el sol siempre está ahí. Incluso en los días nublados o lluviosos, el sol está encima de las nubes brillando como de costumbre.

1. Mirando hacia el sol, de pie, extiende tus brazos de tal manera que queden delante de tu tronco, y colócalos en un ángulo de noventa grados, con las palmas de las manos orientadas hacia afuera y en dirección al sol.
2. Junta los pulgares y coloca las puntas de los cuatro dedos restantes de una de las manos sobre los cuatro dedos de la otra, formando un triángulo entre ambas manos.

3. Cierra tus ojos y quédate quieto un momento, dejando que el calor del sol se sienta en la palma de tus manos.
4. Inhala y junta las manos en posición de oración y llévalas hasta tu pecho, acercándolas al centro de tu corazón. Permítete entonces sentir el calor de la energía del sol en tu corazón.
5. En la siguiente inhalación, extiende tus brazos hasta formar un círculo y vuelve a colocarlos de nuevo delante de ti, formando de nuevo un triángulo, pero esta vez sin las manos.
6. Repite tres veces esta secuencia, o hasta que sientas el calor de la energía en tu corazón. La última vez que lo repitas extiende tus manos por delante de tu cuerpo y mirando hacia el sol, y di en alto esta afirmación, ya sea en alto o para ti mismo:

Hoy es _____ (la fecha que corresponda)
Mi nombre es _____ (tu nombre completo)
Me siento agradecido por haber nacido en un cuerpo humano en este momento.
Hoy conecto con el Universo.
Prometo hacer de mi conexión una herramienta para servir al bien supremo.

7. Lleva tus manos de nuevo hacia el centro de tu corazón y siente la energía que irradia el sol en tu corazón. Estás conectando la luz del sol con la luz que emana de tu interior. Quédate ahí y así un momento; bebe de la luz, empápate de ella y observa si experimentas algún presentimiento.

Así como la energía del sol proporciona alimento a las plantas a través de la fotosíntesis, también lo hace con nuestras almas. Como dijo el poeta del siglo XIII Rumi: «No hay nada que pueda alimentar el alma que no sea la luz». Un aspecto importante de la conexión con la Tierra es la conexión con la luz que da vida a la vida: que la alimenta. Al igual que hay días soleados en los que la luz del sol resplandece, y otros en los que uno se pregunta si el sol volverá a brillar, también habrá días en los que la conexión con el Universo será más intensa y otros *días* en los que uno se cuestiona si todo esto es real o no. Sin embargo, incluso cuando más oscuro está el día, hay luz.

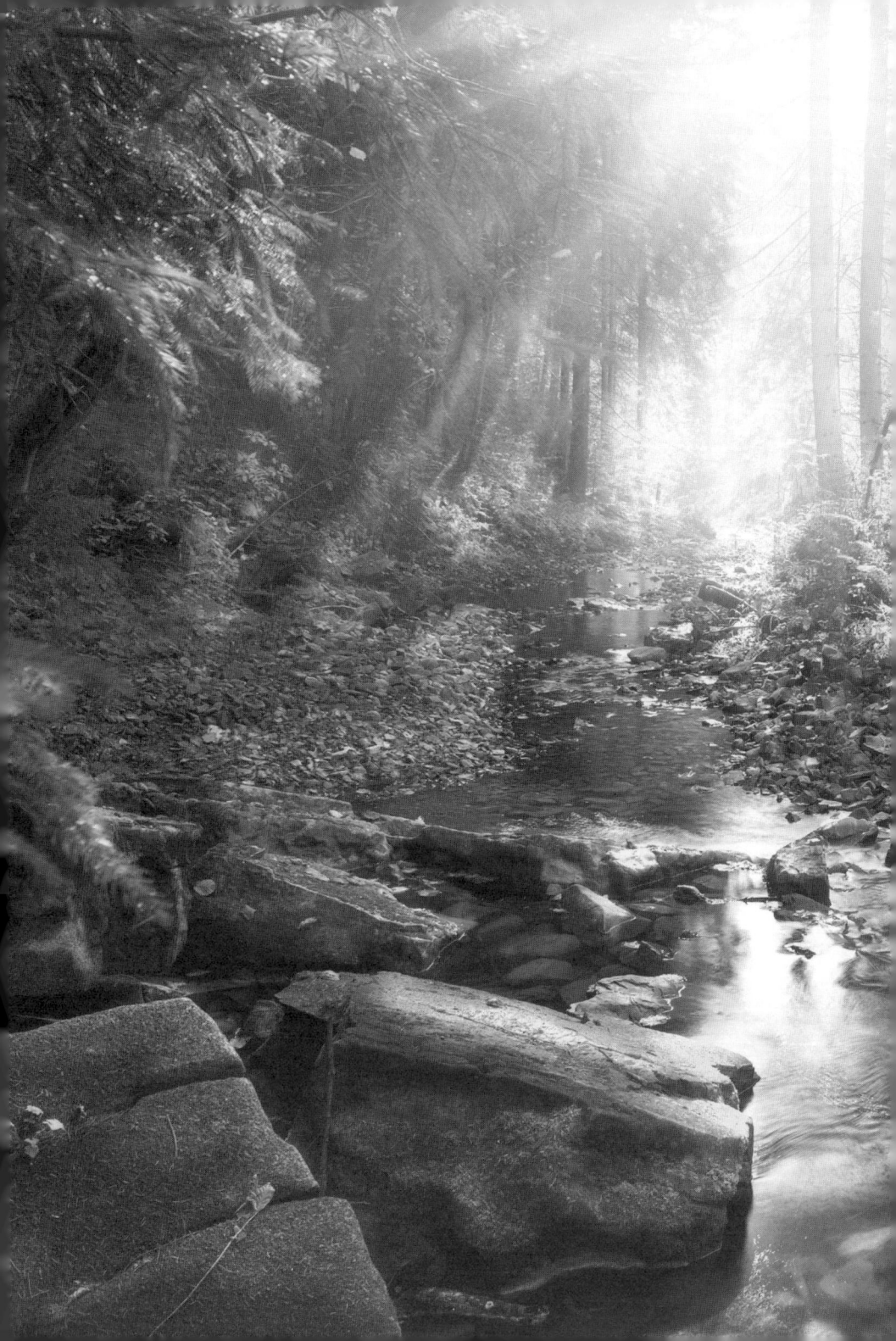

PARTE 4

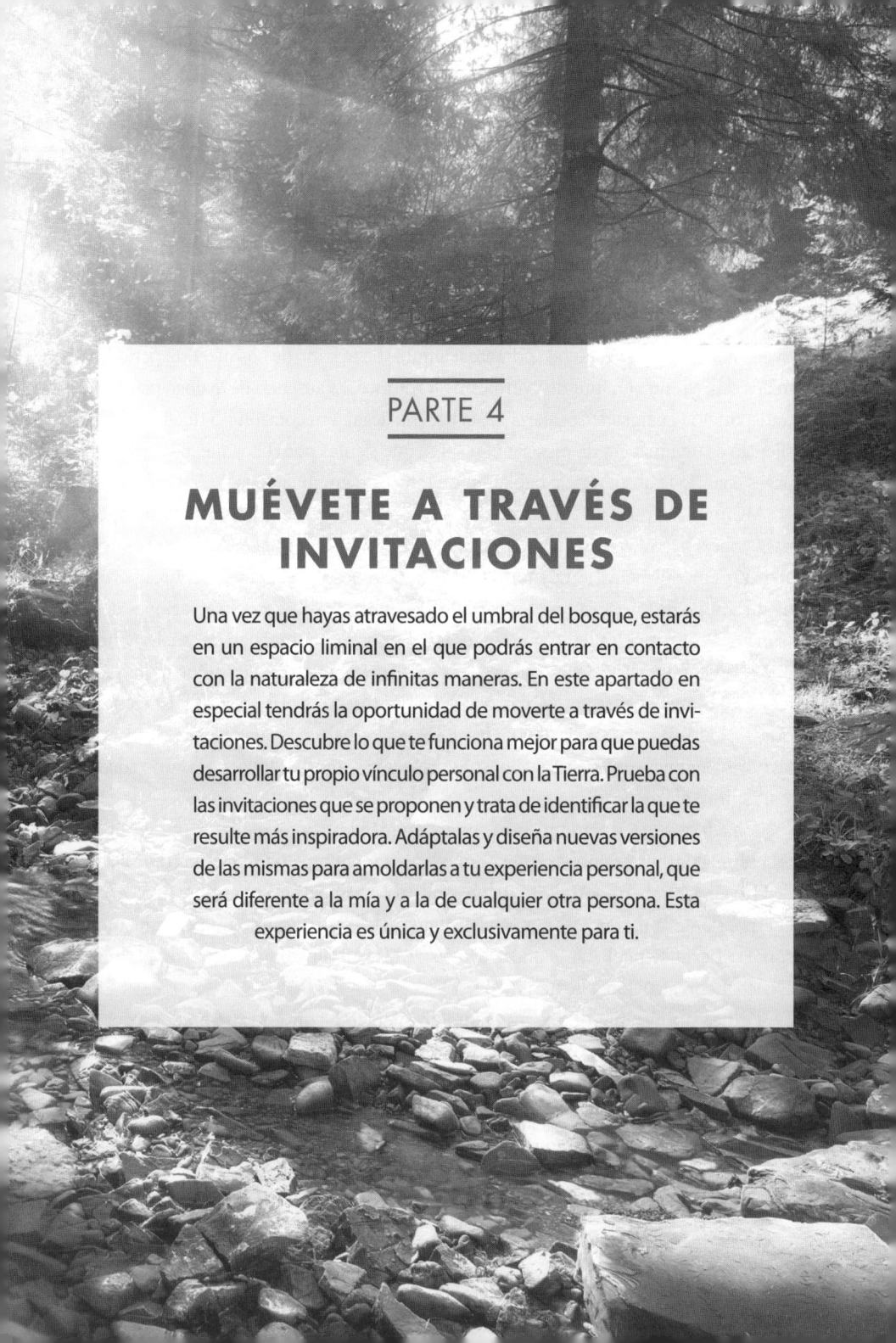

MUÉVETE A TRAVÉS DE INVITACIONES

Una vez que hayas atravesado el umbral del bosque, estarás en un espacio liminal en el que podrás entrar en contacto con la naturaleza de infinitas maneras. En este apartado en especial tendrás la oportunidad de moverte a través de invitaciones. Descubre lo que te funciona mejor para que puedas desarrollar tu propio vínculo personal con la Tierra. Prueba con las invitaciones que se proponen y trata de identificar la que te resulte más inspiradora. Adáptalas y diseña nuevas versiones de las mismas para amoldarlas a tu experiencia personal, que será diferente a la mía y a la de cualquier otra persona. Esta experiencia es única y exclusivamente para ti.

CAMINA EN SILENCIO

Evita hablar durante los quince primeros minutos de tu baño de bosque. Este periodo marca el paso entre un mundo y otro; entre territorios. La ausencia de diálogo permite transportar la energía de la cabeza hasta hacerla llegar a tu corazón y a tu cuerpo. El silencio es una manera de mostrar el respeto que sientes por el bosque, tal como lo haces cuando te abstienes de hablar en un templo o en una iglesia.

Mientras disfrutas del ambiente de silencio, calma y quietud, tómate tu tiempo para conectar contigo mismo y observar lo que te rodea. Imagina que acabas de aterrizar en el planeta Tierra y todo te resulta novedoso y emocionante. Eres parte de un equipo de investigadores, y tu misión es informar sobre las observaciones del planeta. No tienes idea de lo que son esas criaturas que sobresalen del suelo, y no puedes evitar acercarte a ellas e investigar. ¿Cómo se ponen de pie? ¿Qué es lo que hacen? ¿Los mensajes secretos están ocultos en los diseños de las hojas o en las sutiles brisas? ¿Qué observas en el color de las flores, en los helechos que se extienden y en las hojas y ramitas caídas en el suelo? ¿Qué es lo que se mueve? Invoca a la curiosidad y al espíritu alegre de tu niño interior.

A medida que los pensamientos surjan, etiquétalos como «pensamiento» y entonces déjalos fluir. Mientras caminas, puedes optar por repetir un mantra como este de Llyn Cedar Roberts, «Acalla tu mente, abre tu corazón, déjate caer sobre tu propio cuerpo, siente la tierra». A cada paso, imagina que estás vaciando un pensamiento sobre la Tierra. Repítelo hasta que te olvides de los pensamientos, y entonces podrás escuchar con atención a la Tierra.

Dedica un instante de ese momento en silencio a concentrarte en el espacio vacío que hay entre las cosas, ahí es donde reside la magia. En Japón, el concepto del espacio negativo se conoce como *ma,* y hace referencia al vacío lleno de posibilidades y al potencial que aún está por cubrirse. *Ma* es el tiempo que pasamos en silencio y que da sentido a nuestras vidas, y también es el silencio entre las notas que hacen que la música exista. Lo que no se ve es tan importante como lo que se puede ver.

Al cabo de unos quince minutos en silencio, si estás acompañado de un grupo de gente, localiza un lugar en el que podáis sentaros formando un círculo para que así puedas compartir con los demás tu experiencia y lo que has podido observar. Coloca una pieza u objeto para hablar en el centro del círculo; en cuanto la tengas en las manos, será tu turno para hablar, este objeto puede ser algo simbólico que trajeras de tu casa o recogieses a lo largo del camino. Quien quiera compartir su experiencia, puede sostener la pieza para hablar y de esta forma, compartir lo que han estado experimentando. Solo aquellos que tengan en sus manos esta pieza, podrán hablar, mientras que el resto escuchan con el corazón. Escucha con la presencia que has alimentado y has hecho crecer al caminar en silencio y vaciar tu mente. Cuando sea tu turno para compartir tu vivencia, hazlo de manera concisa y espontánea. La sabiduría brota de cada persona y se mantiene en el centro del círculo. En este lugar no se te juzgará, está libre de juicios y comparaciones, así como de aciertos y errores. Cuando brindas toda tu atención a alguien, estás sirviéndole a esa persona y, al mismo tiempo, esa persona te está sirviendo a ti. Puede que, a raíz de las observaciones que el resto de personas hayan compartido con el grupo, aprendas algo nuevo que sin duda hará de tu experiencia en el bosque algo más enriquecedor.

Una vez que todos hayan tenido la oportunidad de compartir su experiencia, sentirás que ha llegado el momento de poder continuar con el baño de bosque. Ahora podéis hablar entre vosotros, manteniendo la conversación en el ahora, con observaciones y sensaciones. Al final, habrá tiempo para reflexionar. Si has decidido ir al bosque solo, continúa el camino, siendo consciente de que no estás solo, sino que formas parte de la red que une a todos los seres vivos.

ENCUÉNTRATE EN LOS FRACTALES

Hemos evolucionado para encontrar la calma en la naturaleza. A diferencia de lo rígido de las calles urbanas y de los edificios construidos a manos del hombre, el caos perfectamente estructurado de la naturaleza hace que nuestra mente y nuestros ojos alcancen un estado de relajación y de calma. Echa un vistazo a tu alrededor. Desde las ramas de los árboles hasta la forma de las nubes, todo lo que hay en la naturaleza transcurre a medio camino entre el orden y el caos, tan previsible como sorprendente. Todo está perfectamente desordenado, en orden para crear algo caótico.

El matemático Benoit Mandelbrot acuñó el término «fractal» en 1975 para describir un patrón geométrico de formación natural que aparece análogamente a través de escalas de diferentes tamaños. Piensa en las ramas que se prolongan desde el tronco de un árbol. Cada rama se divide en ramificaciones, divisiones más pequeñas de una rama principal, y cada ramificación crece a su vez para formar otras ramas más pequeñas que alcanzarán el extremo final de la rama en su conjunto, cuyas hojas se bifurcan cada vez más a través de venas, lóbulos o espinas.

La naturaleza no solo se encuentra en los fractales, sino que también se mueve a través de ellos. Los fenómenos de la naturaleza originan cambios en las formas fractales. A partir del aire, el Gran Cañón presenta un diseño fractal resultante de la acción del Río Colorado, que ha esculpido este terreno a lo largo de millones de años, a medida que el río se bifurca en afluentes, que a su vez se bifurcan en arroyos más pequeños, los cuales desembocan en sistemas de alcantarillado.

No hay nada de lo viviente que sea inmutable o definitivo; todo emerge de forma constante. Lo mismo sucede con nuestro cuerpo. No somos seres anquilosados ni estancos. Nuestra frecuencia cardíaca está en constante fluctuación mediante un proceso fractal. Nuestras frecuencias cardíacas están en constante fluctuación mediante un proceso fractal. Las fluctuaciones de la frecuencia cardíaca, plasmadas en un gráfico cronológico, se asemejan a las fluctuaciones de las zonas costeras, los cañones o las cadenas montañosas. De esta manera, los vasos sanguíneos reflejan el esquema de las ramas de los árboles o de los sistemas radiculares. Dijo Goethe: «La grandeza de la Naturaleza está justamente en su sencillez, y en que repite en pequeño los fenómenos más amplios»[1].

Los ojos buscan patrones fractales, y cuando se aprecian estructuras de este tipo, se produce una resonancia fisiológica que reduce el estrés. Los estímulos fractales de los paisajes naturales armonizan con los estímulos fractales de nuestro cerebro a fin de producir sensaciones placenteras. Por este motivo, el hecho de mirar fijamente una hoguera puede captar nuestra atención y mantenerla intacta durante horas, sin embargo, mirar una bombilla no nos resulta tan interesante[2]. Esta misma razón explica por qué necesitamos constantemente dispositivos tecnológicos actualizados, como teléfonos y televisores: los objetos fabricados por el ser humano son una fuente de aburrimiento para nosotros, mientras que los fenómenos naturales podrían entretenernos durante siglos, como hasta el momento viene sucediendo. Cuando observamos con detenimiento la naturaleza, nuestros ojos, que alguna vez se esforzaron por captar la escena de una ciudad por completo, logran relajarse.

Escanea el entorno en busca de patrones. Deja que el enfoque sea ligero y expande el foco hacia la periferia. Mira sin detenerte a ver en detalle. Observa lo que sucede cuando dejas que la mirada descanse sobre un árbol o se pose sobre la onda que se crea en un estanque al lanzar una piedra. Si estás en pleno centro de la ciudad, intenta concentrarte en la forma en que la naturaleza brota de las grietas de la acera, en forma de hierba o pequeñas flores silvestres. De hecho, mirar por la ventana puede mejorar tu estado de ánimo[3]. Incluso ver fotos de la naturaleza resulte relajante. Observar la naturaleza no solo disminuye el estrés y es reparador, sino que también es beneficioso para la vista[4]. Al estar en la naturaleza, nos protegemos contra la miopía, en sentido literal y figurado.

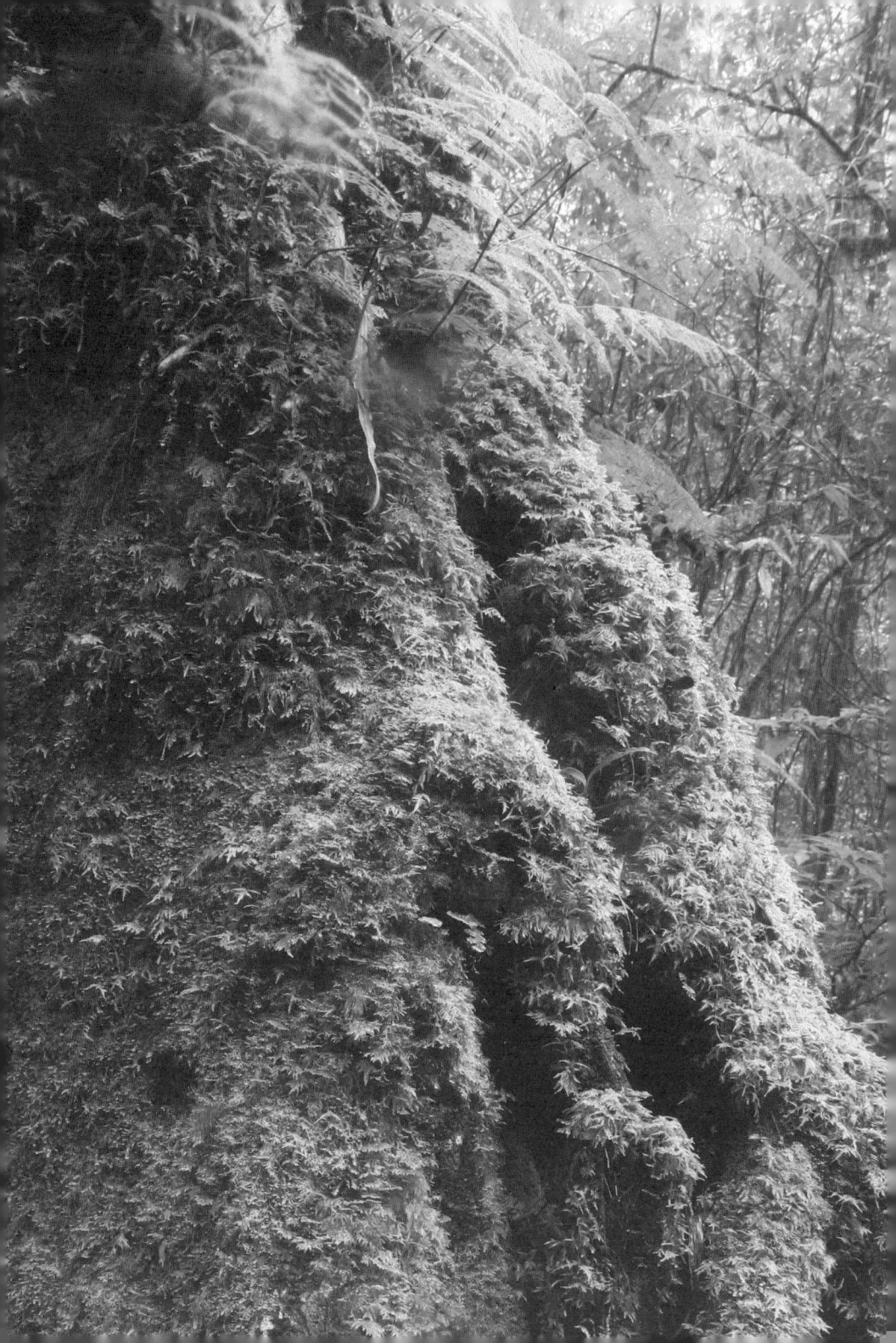

RECOBRA EL SENTIDO COMÚN

Para dar vida de nuevo a tus sentidos, practica poniendo el foco en cada uno de ellos. Darle a cada uno la atención que merece contribuirá a que tanto tu conciencia como tu percepción se expandan. Mientras deambulas sin rumbo fijo, invita al bosque a adentrarse en tu interior, y a invadir todos tus sentidos. Dedica un momento a identificar y separar cada sentido; después observa cuántos sentidos puedes agrupar en uno solo. Digamos que es como si tuvieses que tocarte la barriga en círculo con una mano, mientras que con la otra tratas de darte pequeños golpecitos en la cabeza, y conseguir hacerlo al mismo tiempo requiere práctica. Los sentidos funcionan del mismo modo que lo hacen los músculos; así pues, podemos ejercitarlos y fortalecerlos al estar en el bosque. Dedica todo el tiempo que quieras a estar ahí, el mundo de los sentidos y de las sensaciones te permiten expandirte de tal manera que puedes experimentar el momento desde la plenitud y así darle luz al ser sensible que eres.

A medida que el bosque, que calma y apacigua, les hace llegar a tus ojos la relajación que necesitan, tú, al mismo tiempo, pones la atención en lo que oyes, hueles, saboreas y tocas, das paso a la naturaleza para que se filtre a través de cada uno de tus sentidos y de esta forma, sanar. La naturaleza es sinónimo de sanación; solo tienes que dejar que su poder sanador entre dentro de ti. Cuando todos tus sentidos están en sintonía al mismo tiempo, te encuentras, sin ninguna duda, plenamente presente. Es la sensación de estar vivo, y es simplemente, valga la redundancia, *sensacional*.

VISTA

El director cinematográfico especializado en naturaleza Louie Schwartzberg afirma que: «Si comparásemos la energía de la luz con la comercialización de la música, solo se vería una octava a simple vista, situada justo en el centro»[5]. Hoy en día, dependemos en gran medida de nuestra visión, sin embargo, los beneficios que ofrece la naturaleza no se limitan a lo que el ojo humano ve a simple vista. Absorbemos el 80 por ciento de la información a través de nuestros ojos y, no obstante, hay muchas cosas que no logramos captar a simple vista.

OLFATO

Coloca un poco de aceite esencial sobre tus muñecas, ya sea eucalipto, cedro o árbol de té, y entonces frótalas entre sí para después llevarlas hasta la nariz e inhalar. Repítelo varias veces. Se ha comprobado que los aceites esenciales, extraídos de materiales vegetales, atenúan los síntomas de la depresión, la ansiedad y el estrés, y disminuyen la presión arterial[6]. Los aceites esenciales constituyen también un método seguro y natural para ahuyentar la presencia de insectos y mosquitos. Cada aceite esencial ofrece beneficios únicos. Una combinación de menta, eucalipto, tomillo y romero ayudará a abrir los conductos nasales de manera que puedas apreciar mejor el aroma del bosque. No es necesario utilizar aceites esenciales para adentrarse en el bosque, aunque su utilización puede aportar un cierto grado de lujo a la experiencia del baño del bosque.

El sentido del olfato influye en gran medida en nuestro estado de ánimo. El mero hecho de pensar en olores agradables, como el aroma de las flores o del mar, puede despertar una sensación reconfortante. Se ha comprobado de forma experimental que ciertos olores como el de la brisa en verano y el de la cera de abeja despiertan el sentimiento de felicidad. En un experimento llevado a cabo en 2008, un grupo de científicos concluyó que «los olores naturales derivados de la floración de las plantas incrementaban el estado de calma, la agudeza mental y el estado de ánimo»[7]. Puedes oler el camino que te lleva hasta la felicidad. Coloca la nariz junto a un árbol, una planta o simplemente junto a la tierra e inhala profundamente. No intentes identificar el aroma; deja que fluya a través de tus fosas nasales mientras tú compartes esa conexión con la naturaleza. Cierra la boca y respira los aromas de la tierra repletos de nutrientes.

OÍDO

Cierra los ojos y centra tu atención en lo que escuchas. Coloca las manos sobre tus oídos y escucha el sonido de los pájaros e insectos, al igual que el susurro de los árboles. El sonido que escuchamos en la naturaleza nos ayuda a aliviar el estrés y a equilibrarnos física y mentalmente[8,9]. Cuando acallas tus propios pensamientos y dejas que tu mente entre en un estado de calma, eres capaz de oír mucho más. Escucha los sonidos que parecen proceder de algo más cercano, y también aquellos que percibes desde más lejos. Solemos no darnos cuenta de algunos sonidos, por la simple razón de que están presentes continuamente en nuestro día a día y, acostumbrados a ellos, tendemos a obviarlos, otros sonidos como el de la música que nace de la Tierra misma son tan sutiles que se requiere bastante tiempo, al tener que estar en un lugar muy tranquilo para poder apreciarlos realmente.

TACTO

Cambia el foco de atención al tacto. Si estás de pie, puedes notar cómo se sienten tus pies al entrar en contacto con la tierra. Cuando te sientes, toca la tierra, coge un poco y déjala en tus manos, para que puedas permitirte identificar las sensaciones que provoca al tacto. Coge un puñado de tierra e inspecciónala detenidamente. ¿Qué notas? ¿Qué ocurre al frotarla con tu piel? Piérdete en los viejos oficios del bosque en los cuales el contacto con la tierra primaba.

El tacto es un aspecto que frecuentemente pasamos por alto y al que no le prestamos la suficiente atención, y, sin embargo, es uno de los más importantes para que los vínculos existan, tanto entre humanos como con la Tierra. En ocasiones caminamos por la naturaleza como si de un museo de arte se tratase, manteniendo una postura con nuestras manos que se acerca a lo políticamente correcto. Cuanto más tocamos físicamente la tierra, mayor es nuestra disposición a dejar que sus poderes sanadores nos invadan por completo; además, el contacto con las plantas también puede tener un efecto sanador sobre ellas[10].

GUSTO

Abre la boca, saca la lengua y desarrolla el sentido del gusto. Por lo general, solemos asociar el sentido del gusto directamente con la comida y la bebida, pero también podemos saborear el aire. Prueba a lamer una piedra. Saborea el rocío que deja el amanecer. Cómete una baya silvestre. Observa cómo te fusionas con la naturaleza mientras te abres a saborear el mundo que te rodea.

Y ALGO MÁS ALLÁ

Hace ya más de dos mil años, el filósofo griego Aristóteles planteaba que el ser humano tenía cinco sentidos. Sin embargo, actualmente los neurocientíficos del siglo XXI consideran que en realidad poseemos una variedad mucho más amplia que oscila entre veintidós y treinta y tres.

Cuando nos pasamos todo el día atentos a la pantalla del móvil no dejamos que nuestros sentidos cobren vida y se conecten entre sí; además, no estamos en un estado plenamente presente. A medida que estrechamos nuestro vínculo con la naturaleza, despertamos a nuestros sentidos y descubrimos que hay vida más allá de lo que jamás hubiésemos imaginado.

Al invitar a la Naturaleza a entrar en nuestra vida, rescatamos el *sentido de la llamada de los árboles,* ese sentido que tiene que ver con la visión o el conocimiento que nos ha sido otorgado para identificar la llamada que nos llega desde los árboles, invitándonos a recorrer el camino, y que atraviesa nuestro cuerpo antes de florecer en nuestra mente.

Cuando tengas la certeza de que tienes que hacer algo, sin explicación alguna, hazlo, ve a algún lugar, ve a buscar a alguien y reúnete con esa persona, es el sentido de la llamada de los árboles el que habrá entrado en acción entonces.

Puede que sea gracias a una visión reveladora, o a través de un sueño. Cuanto mayor sea la confianza que deposites en este sentido, mayor será el impulso que te empujará a lo largo de tu camino. Ahora que ya eres consciente de todo este conjunto de sensaciones, ¿qué percibes? ¿Son los colores más intensos? ¿Tiene todo de pronto un brillo especial? Cuando todos los sentidos se alinean entre sí, experimentamos lo que el mitólogo Joseph Campbell denominaba «el éxtasis de estar vivo».

BÁÑATE DE BENEFICIOS

No necesitas esforzarte apenas para poder disfrutar de todos los beneficios que ofrece estar en la naturaleza. Si a día de hoy nos sentimos indispuestos o enfermamos, visitamos a nuestro médico y tomamos el medicamento que corresponda a la dolencia específica para así poder curarnos. La naturaleza no funciona de esta manera. En lugar de curar una determinada enfermedad o cualquier patología específica, lo que la conexión con la naturaleza hace por nosotros es incrementar la sensación generalizada de bienestar, al mismo tiempo que refuerza nuestro sistema inmunológico, así pues, de este modo, no estamos tan expuestos a enfermar.

Los estudios que se han llevado a cabo sobre los diversos beneficios que tienen los baños de bosque, giran en torno a dos elementos: los fitoncidas y los iones negativos. La mezcla de microorganismos procedentes del suelo junto a los compuestos anteriores crea la solución idónea. La producción de fitoncidas es útil para proteger tanto a las plantas como a los árboles de cualquier tipo de insecto o germen perjudicial; en el desarrollo del proceso, ellos nos protegen de forma similar. Los iones negativos son moléculas minúsculas que contribuyen en la mejora del estado de ánimo. Cuando practicamos los baños de bosque, respiramos fitoncidas, iones negativos y microorganismos del suelo que, en conjunto, aportan una serie de beneficios para la salud. Estas partículas diminutas logran hacer maravillas por sí mismas incluso cuando no nos damos cuenta, pero el baño de bosque, con la intención sanadora, magnifica sus efectos.

Confía en la naturaleza: está trabajando por y para ti, haciendo que, en cada respiración, tu salud mejore. Estar en la naturaleza es como estar en el mejor spa del mundo. Puede que un spa tenga un generador artificial de iones negativos o que, en algunos tratamientos, se trabaje con aromaterapia que incluya fitonutrientes beneficiosos para la respiración; sin embargo, la naturaleza lo tiene todo, y todo lo ofrece. El mejor remedio es sumergirse en el sistema perfectamente diseñado del bosque.

FITONCIDAS

Cuando al estar en el bosque respiras profundamente, puedes llegar a inhalar hasta cien variedades diferentes de fitoncidas[11]. El término *fitoncidas* fue acuñado inicialmente por B.P. Tokin alrededor de 1930. Este término es una derivación de los términos griegos *phyto*, que significa «planta» y *cide,* cuyo significado es «exterminio», y el cual hace referencia a la emisión de unas determinadas sustancias especiales que las plantas emiten para protegerse a sí mismas de las agresiones que provoca el medio ambiente. Por su parte, las especies arbóreas desprenden fitonutrientes, fundamentalmente aceites esenciales de origen vegetal, con el mismo fin que lo hacen las plantas: protegerse de los daños externos; asimismo, en la relación de beneficio mutuo que tenemos con los árboles, los fitonutrientes son de gran valor para nuestro organismo.

Hemos evolucionado de la mano de los árboles; por lo tanto, lo que los protege a ellos, también nos protege a nosotros.

El alfapineno y el betapineno son dos fitonutrientres que encontramos con facilidad en el bosque, y estos compuestos se desprenden de los árboles cuando la temperatura que soportan supera los 70 grados en la escala Fahrenheit. Cuanto más alta sea la temperatura, mayor será la reacción química que se produce y, consecuentemente, más cantidad y con más intensidad penetrará el aroma en tu nariz y en tu boca. Numerosos estudios apuntan a que la inhalación de tales esencias disminuye notablemente la presión arterial y aumenta la sensación de bienestar y calma. Los fitoncidas, por su parte, también estimulan la actividad de las células *Natural Killers*, asesinas naturales (NK) de nuestro cuerpo, lo cual se incluye en la forma en que el sistema inmunitario combate el cáncer. Con tan solo quince minutos de inmersión en el bosque, el efecto inmunológico se prolonga hasta alcanzar casi los treinta días, lo que sugiere que bastaría con un baño de bosque al mes para que los niveles de inmunidad aumentasen[12].

IONES NEGATIVOS

Los iones negativos son moléculas invisibles que se pueden encontrar en el bosque, en la montaña y cerca del agua, como, por ejemplo, en los océanos y en las cascadas.

Al visitar dichos lugares, absorbes los iones negativos a través del torrente sanguíneo, lo cual genera una reacción bioquímica que acelera el proceso de producción de serotonina, el neurotransmisor que se ocupa de aliviar la depresión y de disminuir los niveles de estrés. El aire ionizado negativamente favorece la emisión de ondas cerebrales alfa e incrementa su amplitud, lo que produce una sensación generalizada de calma y nitidez. Dicho de otro modo, exponerse a iones negativos conduce a buenas energías.

BACTERIAS PRESENTES EN EL SUELO

Los árboles arraigan en la tierra, donde toda una comunidad de microorganismos, denominada microbioma, sustenta su proliferación y asimilación de nutrientes y de agua. Los miles de millones de seres vivos presentes en el suelo convierten los nutrientes del mismo en un recurso de gran utilidad para los árboles y también para el ser humano. Los poderes curativos de la naturaleza abundan en el aire y en el suelo de los bosques. La cura para el dolor también se encuentra en un puñado de tierra del bosque. La exposición a la bacteria Mycobacterium vaccae puede ser beneficiosa para la salud inmunológica y emocional ya que actúa como un antidepresivo natural que favorece la secreción y metabolización de la serotonina en las regiones cerebrales que regulan la función cognitiva[13]. Hoy en día esterilizamos todo lo que pasa por nuestras manos hasta llegar a resultar excesivo; como consecuencia, nos enfrentamos a una enorme variedad de problemas de salud, desde una inflamación común hasta la aparición de alergias. Diversos estudios que se han llevado a cabo sugieren que el simple hecho de estar expuestos a los microbios del suelo cuando jugamos en el suelo o con la tierra, nos beneficia de forma insospechada, influyendo positivamente en nuestra salud[14].

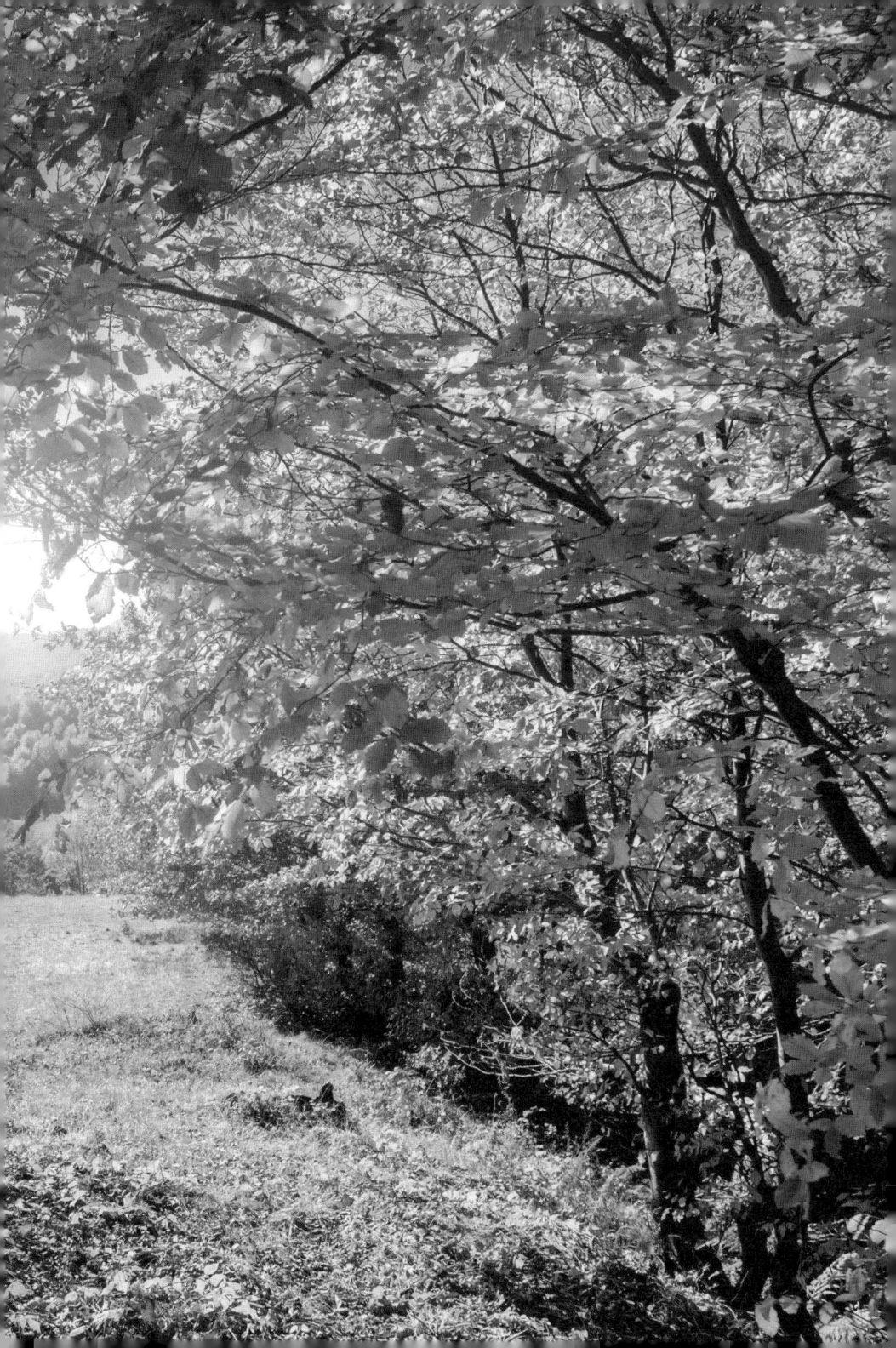

ASOMBRO

El asombro es un estado emocional que cruza la línea entre el miedo y el placer[15]. Es la sensación de experimentar algo que trasciende a la lógica del mundo que conocemos y que tiene el poder de transformar nuestra vida. El asombro o sobrecogimiento es revelador; incita a despertar nuevas perspectivas en cuanto a pensamiento, procesamiento y comprensión de la información. Puede ser de gran ayuda para replantearnos desde una perspectiva más cósmica nuestro propio sentido del «yo», nuestra propia identidad y el papel que se nos ha asignado dentro de la sociedad, que redunda en el desarrollo de un espíritu más generoso y altruista. Quizá recuerdes algún momento de tu vida en el que sentiste un gran asombro, entre sorpresa y miedo. La magia que brota cuando tenemos la sensación de asombro está ahí, para que la rescatemos cuando necesitemos. Dejarse atrapar por la inmensidad de la naturaleza, a lo grande o en pequeño, aporta una gran dosis de beneficios perdurables y transformadores para nuestra vida. Cuando elevamos nuestra mirada hacia arriba para buscar más allá, todo comienza a elevarse de la misma manera y al mismo tiempo.

Decía John Steinbeck «Cuando hayas visto una secuoya, sabrás que dejan una huella en ti o forman una visión que perdurará para siempre. De ellas nace el silencio y el asombro». Los investigadores lo corroboran. Un estudio reveló que al mirar a los árboles, aunque solo sea durante un minuto, se podían experimentar sensaciones de asombro, lo cual se traducía en un gran aumento de la capacidad altruista y del sentimiento de pertenencia[16]. Tales estudios ponen de manifiesto que la sensación de asombro tiene diversos beneficios: es una fuente de inspiración para la creatividad y contribuye enormemente a reducir las citoquinas presentes en el organismo, con la consiguiente disminución del riesgo de enfermedad. Al experimentar la sensación de asombro, las personas afirman tener más tiempo disponible, lo cual significa que se sienten menos estresadas, son más pacientes y están más dispuestas a brindar su ayuda[17].

DÉJALO IR

Algunas de las especies arbóreas de la naturaleza atraviesan el denominado proceso de cladoptosis. Se podan a sí mismas, desprendiéndose de las ramas secundarias sombreadas o dañadas, a medida que se aproximan hacia la luz. Como parte del magnífico ciclo de la naturaleza, las ramas que antes solían servir como drenaje de recursos para el árbol se descomponen hasta convertirse en detritos ricos en minerales que fertilizan la tierra. Cuando nos desprendemos de todo aquello que no nos sirve, generamos un espacio en nuestra vida para nutrir aquello que verdaderamente queremos cultivar.

¿Qué quieres sembrar en la vida? ¿Qué te impide seguir creciendo hasta alcanzar la luz? Sea lo que sea que quieras cultivar en tu camino, imagina cómo será la sensación una vez que hayas conseguido eso que tanto deseas. Asígnales un nombre a estos sentimientos.

Cuando estés en el bosque, coge un palo del suelo o una hoja que haya caído de un árbol y sostenlo en tus manos. Trata de atraer un pensamiento hasta tu conciencia que te genere preocupación o te provoque una sensación de inquietud constante, en cualquier aspecto de tu vida, lo que sea que esté sucediendo y que te haga sentir así, o quizá sea algo que repercuta en tus amigos, o tal vez pueda ser algo que esté afectando al planeta en conjunto. Puede que sea algo tan simple como pensar en qué vas a comer o algo tan complejo y de tan gran alcance como el calentamiento global, la brecha salarial, el aumento de los precios de los diferentes seguros a los que nos acogemos, la creciente y expandida intolerancia, o cualquier otro asunto de especial relevancia. Puede que entre tus preocupaciones figure una larga lista de asuntos que te generan ansiedad, desde pagar la matrícula escolar o universitaria hasta llevar el cálculo de tu reloj biológico en cuanto a fertilidad se refiere, pasando por averiguar cuál será el regalo idóneo para el cumpleaños de un amigo (¡ups! esto simplemente es lo que me preocupa a mí).

Deja caer el palo o la hoja que estuvieses sosteniendo en la mano al suelo, al mismo tiempo que espiras profundamente, descargando toda la energía contaminada de preocupaciones sobre la tierra. No te preocupes por la carga energética que dejas sobre la Tierra. Ella sabe sacarle provecho; se encarga de reciclar la energía que ya no te resulta útil. Puede que empieces a sentirte mejor una vez que le pongas nombre a esas preocupaciones que tienes dentro[18]. Puede que incluso te sientas más ligero y libre. Repite esta práctica tantas veces como consideres necesario.

Muchos de nosotros solemos pensar que necesitamos aferrarnos a las cosas que nos producen tensión y ansiedad, pero solo cuando las dejamos ir, es que somos capaces de trascender todas esas pequeñeces que, sin ser conscientes, nos han causado más de una preocupación, y de esta forma, podemos poner el foco en asuntos verdaderamente importantes. Y aún hay mucho por hacer.

Si la vida te hace sentir desbordado, simplemente túmbate sobre la tierra. Deja que el peso de tu cuerpo se hunda en el suelo y permítete experimentar la sensación de ese algo que te sostiene y te sujeta. Entrégate a todo tu ser, con todo tu ser. Un helecho no se preocupa por cómo crecerá. Sé como el helecho y no olvides que hay algo que te sostiene. Déjate acunar por la Naturaleza hasta que estés listo para continuar.

Entonces, sigue caminando, quizá lo hagas con un poco más de chulería y de soltura, moviéndote como si ya sintieses lo que tanto anhelabas sentir. Busca un portón a lo largo del sendero, también valdría una rama que tenga una forma curvada o simule un arco, o cualquier otra entrada natural por la que puedas pasar. Cuando atravieses esta puerta, entrarás en una nueva dimensión en la que tus sueños se habrán convertido en una realidad.

ENCUENTRA TU RITMO

En la naturaleza, todo tiene su propio ritmo; es la manera en la que el planeta lleva la cuenta del tiempo. Cada día tiene un ritmo. Las estaciones tienen el suyo propio, al igual que lo tienen los ciclos lunares, las mareas, las corrientes de los ríos y los climas. La primavera, por ejemplo, es para hacer planes nuevos y plantar semillas. El verano, la época de trabajar duro, salir hasta que sea tarde, celebrar y divertirse. En otoño se cosechan los frutos de la siembra y se guardan para el invierno. El invierno es el momento de detenerse y mirar hacia nuestro interior. Cada estación del año nos prepara para la siguiente. Cuando nuestras vidas se alinean con el flujo de la naturaleza, nos movemos por la vida con gracia. Tu cuerpo es un instrumento de la Tierra, pero posiblemente esté desafinado. Puedes afinarlo como lo harías con una guitarra, y así, estar en armonía con todo lo que te rodea en la vida.

Cada día que sale el sol, la energía de la mañana se renueva, así que es el momento idóneo para absorber el *qi* que nace de la Tierra. Conecta con su energía con los primeros rayos de sol del amanecer. A medida que el día va pasando, la energía de la Tierra alcanza un cierto punto de equilibrio, y se torna ligera y calmada. El momento para deshacerte del estrés del día es al atardecer, cuando, al mismo tiempo que te desprendes de él, dejas paso a la fuerza vital universal. Te irás a dormir en un estado de absoluta relajación, podrás descansar y te despertarás lleno de vitalidad.

Funcionamos sobre la base de un ritmo circadiano; el ciclo de veinticuatro horas en el que se producen una serie de cambios fisiológicos que regulan nuestros ciclos del sueño, las horas en las que estamos más activos, la renovación celular, la producción de determinadas hormonas e incluso el hambre. Nuestro ritmo biológico cambia a medida que lo hacen las estaciones, y también con el paso de los años. Estos ritmos se regulan desde el interior de nuestro organismo; sin embargo, son susceptibles a ciertos estímulos como la luz, la temperatura y el ruido. Estamos hechos de la misma materia que el resto del mundo natural: los mismos minerales y la misma energía, pero la tecnología avanzada ha facilitado que nos desviemos de nuestro ritmo salvaje.

Al pasar tiempo en el bosque, tu cuerpo y tu mente se sintonizan con un ritmo natural, en el que tu respiración, tu pulso y tus pasos armonizan en conjunto e interactúan con los ritmos del entorno que los rodea. Tu mente queda absorta por el paisaje y sientes que una profunda sensación de paz invade tu cuerpo[19]. Sientes que, estando presente en tu cuerpo y en el entorno, estás como en casa. Este es el verdadero significado de la tranquilidad. Dedicar tiempo a estar cerca de la naturaleza- acampar, montar en canoa, hacer excursiones por el bosque o bañarte en él- alinear de nuevo tus ritmos biológicos con los del mundo que te rodea[20].

Encuentra el ritmo en las pisadas. Si te sientes con la suficiente energía, intenta correr o saltar. Si te sientes cansado, descansa. Si tienes hambre, come algo. Disfruta de lo que tu cuerpo te pide y descubre lo que sucede entonces. Este es el proceso en el que tú mismo te sintonizas con tu propia naturaleza en su estado más puro. Los griegos tenían dos palabras para designar el tiempo: *Chronos* y *Kairos*. *Chronos* hace referencia a los minutos y segundos, es la hora que se muestra en la pantalla de nuestros teléfonos móviles. *Kairos* es el momento oportuno, *el momento adecuado*. Observa lo que ocurre cuando pones el foco a tu propio sentido del *Kairos*. Descubre tu propio ritmo mientras te mueves al compás del bosque.

CANTA AL COMPÁS DE LA TIERRA

Puede que seas una estrella de rock, o quizá solo cantes en la ducha o cuando suena una canción en la radio.

Es posible que no hayas cantado en años. Sea cual sea la relación que entables con tu voz, cantarle al bosque despierta los recuerdos de tus antepasados. Cantar es una manera de reconectar con tu verdad, la que llega a través de tu alma, recorre tu cuerpo y se fusiona posteriormente con el mundo exterior. Las canciones de la Tierra se han ido transmitiendo de boca en boca, generación tras generación. Cada cultura conectada a la naturaleza y sus respectivas costumbres, tienen canciones que establecen ese vínculo con la tierra. Hay canciones para viajar, canciones para sanar, canciones para celebrar y canciones para recordar. Los guardianes de las canciones transmiten canciones repletas de sabiduría y esperanza. Puedes aprender estas canciones directamente de otros, o bien hacer tu propia versión de las mismas.

Presta atención y escucha atentamente los sonidos que nacen de la tierra. ¿Qué elementos eres capaz de diferenciar en su orquesta? Mientras deambulas en el bosque, cántale una canción que muestre agradecimiento a la Tierra. No estés pendiente de seguir una melodía específica, tampoco del diálogo ni la letra, ni prestes atención al ritmo. Descubre tu propia expresión. Comienza tu canto por expresar lo que estás haciendo en ese momento, y después añádele lo que percibes y cómo te hace sentir eso. Canta tu gratitud. Hay infinidad de maneras de cantar junto a la naturaleza. Imita los sonidos que hayas escuchado en el bosque. Únete a la llamada del bosque y deja que tu respuesta nazca de lo salvaje. Aúlla hacia la luna, grita mientras te sumerges en las olas, explora cómo resuena el sonido en las rocas, y suspira junto al desierto. Puedes llevar tu propio instrumento: un sonajero, un tambor o un ukelele. O crear tu propio instrumento a partir de palos, piñas o conchas marinas. Llena un tarro de cristal de palomitas de maíz. Mantén el ritmo con tus pies.

Mientras caminas por el bosque, canta esa canción que hoy nace de tu alma. La canción que entonas hoy es diferente a la canción de ayer o la de mañana. Pueden ser melodías que contengan vocales largas o sonidos rítmicos, cortos y rápidos. Puede sonar suave o que su tono se acerque más a lo furioso. Simplemente déjala salir. Es posible que uses palabras que tengan sentido o que sean incoherentes e inconexas. Deja que el ruido nazca desde lo más profundo de ti.

El sonido es un nexo de unión entre el entorno exterior y nuestro interior. Presta atención a lo que ocurre cuando te cruzas con otras personas mientras estás cantando en el bosque.

Añádele gestos a tu propia música. Encadena algunos de ellos para crear un baile con ellos. Eso es. No es necesario que te compliques demasiado. Si te sientes bloqueado, recuerda que le estás regalando este baile a la Tierra y que se trata de un juego. ¿Cómo sería el baile con la naturaleza si fuese ella la que dirigiese esta danza y tú la te dejases llevar?

La única tarea que se te encomienda mientras realizas tu baño de bosque es dejarte llevar, relajarte y no quedarte atrás.

Cuanto más capaz seas de jugar y liberarte de cualquier juicio, mayor será la influencia que ejerzas en otros para invitarlos a hacer lo mismo.

VUELVE A LO ELEMENTAL

Hace mucho tiempo los humanos consideraban los cuatro elementos principales —tierra, agua, aire y fuego— como si se tratase de su guía vital. En la actualidad no damos la importancia que realmente merecen, y en ocasiones, al hacerlo, perdemos nuestra habilidad de ver el mundo y a nosotros mismos en él. Sin embargo, nuestros cimientos, lo que nos hace ser quienes somos, son los mismos a fin de cuentas.

Los cuatro elementos interactúan con cada ser vivo. Afortunadamente, la Madre Tierra ha protegido y preservado la sabiduría de estos elementos para nosotros, y nos ofrece un vivo ejemplo de *cómo* estos elementos cooperan entre sí. Piensa en un árbol: empezando por la tierra, el árbol absorbe el agua y los minerales necesarios para que, a través de sus raíces, crezca. En cuanto al sol, el árbol se llena del elemento fuego. Por el aire, absorbe oxígeno para respirar a través de sus hojas. Al experimentar el proceso de transpiración, los árboles liberan cientos de litros de agua al aire cada día, lo hacen a través de sus hojas y ramas. Los árboles caducos que empiezan a descomponerse, liberan una gran variedad de nutrientes, depositándolos en el suelo.

El viento transporta las semillas a otras partes del bosque, donde los animales pueden alimentarse de ellas, o se depositan en la propia tierra, donde crecen hasta convertirse en árboles nuevos.

Para algunos árboles, el fuego resulta necesario para su regeneración, ya que el calor permite que sus semillas desprendan las cáscaras que las protegen. Los elementos se mezclan y se funden entre sí.

Al igual que ocurre con los árboles, necesitamos todos los elementos para seguir creciendo. Cada elemento nos brinda propiedades curativas distintas, y cuando nos familiarizamos con el baile de estos elementos, logramos reconstruirnos y alcanzar la mejor versión de nosotros mismos.

TIERRA

El planeta es algo más que solo suelo, y lleva consigo una gran sabiduría sostenida por la gran Madre Tierra. Ella nos da forma y nos sostiene. Cuando te sientas inestable mentalmente, ansioso, o estés notando que es tu ego el que impulsa tus actos, entonces descálzate, pon los pies sobre la tierra o túmbate directamente sobre ella para así fortalecer tu conexión con este elemento. Deja que todo aquello que pese sobre tus hombros, se funda con la tierra. Susúrrale, llora, grita y comparte tus secretos con ella. Cuanto mayor sea la frecuencia con la que dialogamos con la tierra, y más confianza depositemos en ella, más nos mostrará sus caminos llenos de sabiduría. Al ser el elemento más denso de todos, la Tierra es capaz de coger nuestros desechos y transformarlos en fertilizantes que le confieren vida. No importa donde estés, siempre podrás volver a casa en la naturaleza. Tus raíces están aquí.

AGUA

Cerca del 70 por ciento de la superficie terrestre está cubierta por agua, mientras que nuestros cuerpos están formados de un 55 a un 65 por ciento por agua. Para sobrevivir, necesitamos agua, así como la Tierra la necesita para crear vida. El agua es homogénea, fluida y fácilmente transportable. Trata de alcanzar el equilibrio. Cuando necesites descargar tu estrés, sentimientos o relaciones de apego que no sean sanas, sumérgete en el agua para desprenderte de todo aquello a lo que te estés aferrando de forma consciente o inconsciente. Dúchate para cambiar tu estado de ánimo y deja que el agua se lleve el estrés. Juega bajo la lluvia y deja que las gotas te renueven. Haz movimientos fluidos con tu cuerpo. Bebe agua y reflexiona sobre la importancia que tiene con cada sorbo.

AIRE

El aire es el elemento omnipresente que nos acompaña desde el momento que respiramos por primera vez al nacer hasta el último aliento como seres vivos de este planeta. El aire es versátil y móvil. Es esencialmente etéreo. Al radicar en el plano espiritual, el aire nos recuerda a todas las cosas imperceptibles, inspiradoras y alentadoras. Las ondas del aire constituyen un puente que posibilita la expresión y la comunicación.

El aire alberga espacio en el cielo para los pájaros y las mariposas. Busca un lugar en lo más alto de una colina y deja que el viento te bañe la piel. Agradece al viento, tanto si es una brisa refrescante en un día caluroso como si es una fuerza que azota en un día frío y helado.

En forma de respiración, el aire conecta la mente y el cuerpo y nos trae al momento presente. Respirar profundamente nos ayuda a relajarnos y disipar la tensión corporal, aunque la mayoría de nosotros no aprovechamos al máximo nuestra capacidad pulmonar. Llena tu vientre con cada inhalación y suelta el aire con cada exhalación. Al llenar los pulmones de aire, el cuerpo se colma de energía vital.

FUEGO

El fuego es el más poderoso de todos los elementos. Es el sol, ardiente y resplandeciente en el cielo, el que posibilita la vida en la Tierra. Es la lava, que brota de los volcanes. Es lo que arde dentro de nosotros lo que nos inspira y motiva a hacer realidad lo que deseamos con pasión, a cumplir todo aquello que nos proponemos. El fuego llama a la seguridad, la fuerza, el coraje y la creatividad. Es la expresión más pura de nuestros deseos e impulsos.

En cada amanecer, cuando sale el sol, puedes conectar con el fuego. Por la noche, cuando se esconda, puedes encender velas o hacer una hoguera. Observa con detenimiento las llamas, busca formas, siluetas, figuras e historias que compartir.

Haz ofrendas al Universo, o simplemente escribe un mensaje en un papel en el que expreses tus deseos más íntimos; entonces, podrás arrojarlos al fuego y tendrás la plena certeza de que, a medida que se consumen en el fuego, es el mismo fuego el que los acoge. Rememora a tus antepasados, que, sin lugar a dudas, también se sentaron alrededor de una hoguera, y agradéceles todo lo que hicieron para que tu existencia sea un hecho: para que tú hoy estés aquí presente.

Enciende tu fuego interior corriendo carreras o saltando, calentando tu cuerpo de adentro hacia afuera. Ofrécete aliento, regálate ánimo. Medita y descansa. Come alimentos saludables que nutran el fuego de tu vientre.

CONEXIONES ELEMENTALES

Para establecer una conexión firme con todos los elementos del bosque, busca un lugar en el que puedas tumbarte en el suelo (si tienes la posibilidad de que sea en el exterior, mejor, pero también puedes hacerlo en un espacio interior). Cierra tus ojos, relájalo y visualiza tu cuerpo y tu alma fusionándose con cada uno de los elementos.

Imagínate que un viejo y gran sauce llorón te sostiene. Conecta tu cuerpo a las raíces del árbol, que se extienden hasta lo más profundo de la tierra. Observa cómo te sientes. Ahora, avanza por el tronco del árbol a medida que te liberas de a través de sus hojas, como un soplo de viento hacia el cielo. Entonces, dedícale tiempo a estar en el aire, viéndolo todo como si fueses un pájaro que vuela y que todo lo avista. Déjate caer en un río, como si fueses lluvia. Fluye a través del río, para finalmente desembocar en el océano. Flota en la superficie del océano, y deja que esa cálida esfera de fuego que es el sol, te caliente hasta fundirte en uno solo con ella. Siente cómo todo tu ser se calienta. Imagina que eres un ser lleno de luz, una esfera a la que todo el mundo se acerca en busca de calor e inspiración. Observa cómo bailas y cantas alrededor del fuego con tus seres queridos. Finalmente, vuelve a tumbarte al lado del sauce que te sostenía y donde todo comenzó, y cuando te sientas preparado, abre lentamente tus ojos.

Cuanto más tiempo pases en contacto con la naturaleza, mayor será el equilibrio que te brindarían estos elementos de forma natural, manteniéndote en un estado de calma, energía y tranquilidad. Dedícale tiempo a cada uno de los elementos y reflexiona sobre sus propiedades particulares y cómo te hacen sentir. Observa cómo estos elementos se manifiestan dentro de tu ser.

HABLA CON LOS ÁRBOLES

Cuando conversas con los árboles comprendes que tienen mucho que aportar a tu propio viaje en el bosque. Los árboles te empujan muy sutilmente para que avances, crezcas y puedas alcanzar tu máximo potencial. Al invitar al árbol al diálogo, es posible que sientas una fuerte conexión que une la naturaleza con tu propia intuición. A medida que caminas por el bosque, escucha atentamente a los árboles. Observa si sientes una conexión especial con alguno en particular y pregúntale al árbol si le gustaría hablar contigo.

Al igual que ocurre con la energía que se cultiva en el árbol, será tu cuerpo el que sienta la respuesta del árbol. Si la respuesta del árbol es «no», sencillamente agradécele el haberse expresado y continúa hasta encontrar un árbol con el que puedas conversar con tranquilidad.

Tómate un momento para inspeccionar el árbol con detenimiento: Pasa tus manos por los surcos que forma su corteza. Examina sus raíces y su copa. Observa si ésta es recta o curva, si se sostiene sobre la tierra individualmente o lo hace en grupo, y si es un árbol joven y vigoroso o si por el contrario es anciano y lleno de sabiduría. Comprueba si está sano y feliz o si está atravesando un momento complicado.

Abrázate al árbol y hazle algunas preguntas, como si se las estuvieses planteando a un nuevo amigo. Pregúntale algo tan sencillo como: «¿Cómo estás?» o «¿Qué se siente al ser un árbol?». Interésate por la forma que tiene y por la historia de su vida: «¿Por qué estás curvado?» o «¿Qué deseas en la vida?». Por lo general, la respuesta será inmediata. Puedes continuar con la conversación hasta que te parezca un buen momento para ponerle fin.

Pregúntale al árbol sobre tu propia vida. Pídele consejo o ayuda sobre algún reto que tengas en mente o sobre una decisión que debas tomar en breve. Planteále tu pregunta en una frase completa. Sé claro y conciso. Pídele al árbol que aclare las respuestas que te facilite. Cuando sientas que la conversación entre ambos ha concluido, agradece al árbol el espacio que te ha brindado, y ofrécele tu oración más sincera.

Cuando hablas con los árboles, sucede algo. Las respuestas son aparentemente obvias y, sin embargo, son totalmente inesperadas. Parecen sacarte de un estado de trance con una sacudida. En un artículo clave, titulado «Naturaleza», Ralph Waldo Emerson escribió: «Ellos se inclinan hacia mí, y yo lo hago ante ellos. El ondear de las ramas cuando llega la tormenta es nuevo para mí, al mismo tiempo que es ya un viejo conocido. Me toma por sorpresa, y sin embargo, no es un misterio desconocido. Es como si de un pensamiento superior o una gran emoción que es mejor que las anteriores me invadiese, cuando siento que estoy pensando de manera justa o haciendo lo correcto»[21].

Los árboles nos aportan una nueva perspectiva de la que ni tan siquiera éramos conscientes que necesitábamos.

He guiado a cientos de personas a través de esta práctica, a todos ellos les he enseñado algo sobre ella, y la mayoría eran escépticos. Unos sienten una necesidad que les recorre por dentro por compartir su punto de vista sobre la conversación que entablaron en su momento con el árbol, mientras que otros prefieren guardarlo para sí mismos y preservas su intimidad. Sea como sea, está bien. En ocasiones resulta estimulante y divertido compartir tu historia y escuchar la de los demás, pero lo cierto es que cada uno de nosotros debe hacer lo que sienta que, desde su corazón, es pura verdad. Esta conexión es un vínculo íntimo entre el árbol y tú mismo.

Si el hecho de tomar decisiones te inquieta, o si sueles delegar la responsabilidad de las mismas en otros, aprender a hablar con los árboles será un soplo de claridad para tu mente. Deja que el poder de la Naturaleza entre en tu vida cuando pidas ayuda y necesites de una guía. No es necesario caminar solo por la vida, y tampoco se espera que debas hacerlo. Los árboles te ofrecerán su ayuda cuando la necesites, y podrás preguntarles en cualquier momento.

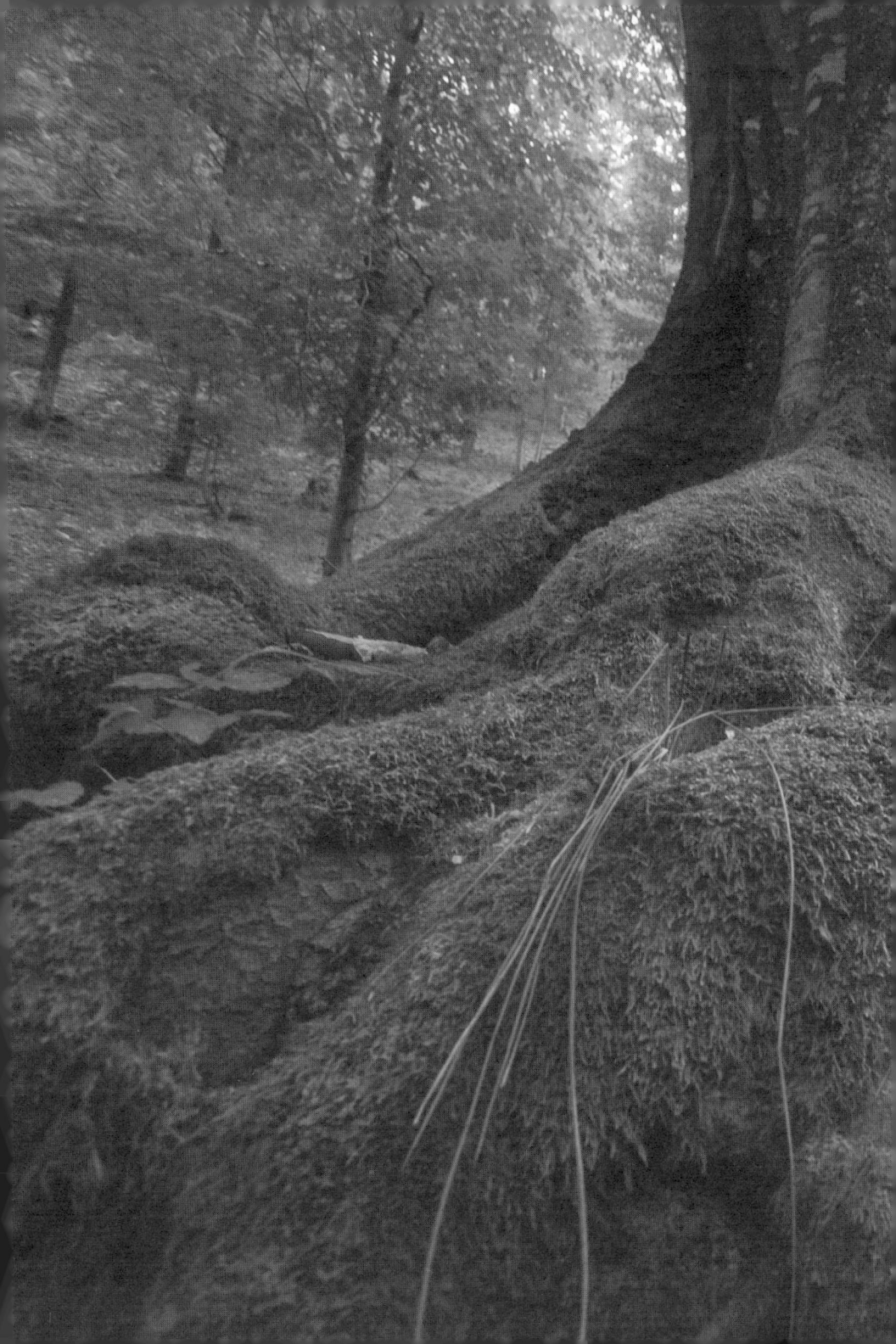

SIÉNTATE EN UN LUGAR SAGRADO

A los niños les atrae de manera natural crear sus propios refugios —un refugio secreto o una casa en un árbol—, lo que, de forma lógica, estimula su desarrollo psicológico. Si tú también construiste este tipo de refugios cuando eras pequeño, eso habrá contribuido de algún modo a cultivar un amor y un vínculo con la tierra que durará toda la vida. ¿Tuviste algún escondite fuera de tu casa donde refugiarte cuando eras tan solo un niño? Trata de recordar cómo te sentías al ir a ese sitio. No importa la edad que tengamos, visitar ciertos lugares en la naturaleza que nos parecen sagrados despierta a nuestro niño interior y le deja la puerta abierta a la sensación de admiración y asombro.

Cultiva tu propio lugar sagrado en el que puedas pasar tiempo. Siéntate en el suelo o encima de una manta en lugar de hacerlo en un banco o en una mesa de picnic, así podrás posibilitar la conexión física con la tierra. Ese lugar sagrado es como la casa a la que vas a pasar tus vacaciones, con una excepción, y es que cuando vienes aquí, no vienes a alejarte de todo, sino a fundirte con todo eso que te rodea hasta ser uno solo. Construye un lugar sagrado para que puedas compartirlo también con los demás. A medida que los lugares que tú hayas convertido en sagrados se transmitan de un ser a otro ser, unidos por el vínculo de la naturaleza, el aura sagrada que los rodea cobrará fuerza.

Quizá el espacio que para ti es sagrado se encuentre en tu propio jardín, convirtiéndolo en tu jardín interior, o quizá lo halles en un jardín comunitario cercano, puede que tal vez sea en un rincón de un parque que esté cerca de tu casa o de tu trabajo. Posiblemente esté cerca de un arroyo: uno de esos que rebosan vida con cada gota de agua, o en un mirador en lo más alto de una montaña, o bajo un gran árbol. No se trata de encontrar el lugar «perfecto», sino de que el espacio sagrado sea un sitio al que puedas acceder fácil y regularmente. Procura evitar las arterias principales de la ciudad y las calles principales repletas de gente, para que así puedas tener una sensación íntima y cercana con el paisaje del lugar en el que estés presente.

En principio, puedes hacer de un solo espacio tu lugar sagrado, y poco a poco tratar de sacralizar más de un lugar, de modo que tengas la libertad de acudir a distintos puntos de vez en cuando y en todos ellos encontrar esa conexión mágica. Lo más importante es que, en cualquiera de estos lugares, te sientas a salvo y encuentres la inspiración que necesitas.

Observa si, una vez que hayas encontrado tu lugar sagrado en la naturaleza, te topas con alguna resistencia u obstáculo. Puede que sientas que no hay tiempo suficiente en el día para encontrar un momento en el que refugiarte en tu lugar sagrado, o quizás sientas ansiedad al no estar en movimiento, quizá la quietud te inquiete. Es posible que te cueste trabajo concentrarte cuando te sientes en tu espacio sagrado y no encuentres tu centro, dispersándote en el resto de pensamientos que rondan por tu cabeza. Puede parecer que simplemente estás sentado ahí, en ese lugar que has elegido de la naturaleza, y sin embargo la realidad es que gran parte del trabajo que hay detrás de una conexión firme con la naturaleza, se encuentra en la quietud: en la ausencia de movimiento, en la calma del cuerpo. La naturaleza lo percibirá, y actuará en consecuencia cuando llegado el momento, le dediques tiempo.

HÁZLO SAGRADO

Para hacer de un lugar cualquiera en la naturaleza un espacio sagrado basta con adentrarse en él con el respeto y la admiración con la que entrarías en un templo, en una iglesia o incluso en un estudio de yoga. Regálale tu tiempo al espacio sagrado, ofrécele tu energía llena de amor. Recoge la basura que haya alrededor, barre las hojas que hayan caído de los árboles y pon un ramo de flores silvestres que hayas encontrado en el camino: le darás vida a tu casa. Piensa hasta dónde llegan los límites de tu espacio- ¿hasta dónde se extienden? Nutre lo sagrado con tu presencia, aliméntalo con tus propias oraciones. Al brindarle tu apoyo a este lugar, la relación de apoyo se convierte en algo mutuo, convirtiéndose en un espacio al que puedes volver siempre que quieras para encontrarte con tu paz interior y sentir la paz exterior. Refuerza el sentido de lo sagrado de este espacio dándole nombre, incluso si decides no compartir el nombre que le has otorgado con nadie más. Elige un nombre que lo haga único y característico. Si no te viene nada a la mente, pregúntale al lugar cómo le gustaría que lo llamasen.

DALE COMIENZO A LA RELACIÓN

Dedicar tiempo a tu espacio sagrado es como pasar una tarde con la Madre Tierra; tomar café con ella. Podréis conoceros mejor, haciendo de vuestra relación un vínculo más estrecho. Dedica al menos veinte minutos de tu tiempo a observar. Al hacerlo con detenimiento, te fijarás en los detalles, de ver mucho más de lo que acostumbras a hacer, como si cada músculo de tus ojos se adaptase a la oscuridad. Y cuantas más cosas observes, más dudas te surgirán sobre los misteriosos procesos que ocurren a tu alrededor, y más preguntas querrás plantear para resolverlos. Cuestionarse lo que sucede es una muy buena manera de alimentar el desarrollo personal. Visita tu espacio sagrado con tanta frecuencia como puedas hacerlo, y observa los cambios que cada estación le trae. Fíjate en la luz y en los colores, en un cambio constante a medida que los días pasan. Deléitate con los ciclos de crecimiento. Comprueba lo que ocurre en los días de lluvia. Descubre cómo se ve un lugar sagrado al amanecer o al atardecer.

Mientras contemplas todo esto, trata de visualizarte mientras miras la televisión de la naturaleza, un programa increíble con una trama completamente impredecible. La naturaleza es entretenida y fascinante al mismo tiempo, lanzándonos mensajes continuamente, algunos de los cuales no sabías que necesitabas escuchar. Puede que detectes que algún personaje de la historia está repetido, pero no hay retransmisiones ni anuncios algunos. Lleva contigo un diario en el que puedas anotar o dibujar lo que ves, sin que sea de manera profesional, un mero boceto; sin embargo, el simple hecho de poner el bolígrafo sobre el papel, te obliga de algún modo a ser concreto y específico, tanto que descubrirás cosas sobre ti y sobre el mundo que antes no sabías.

Desarrollarás tu relación, haciéndola única e inigualable con todos los seres vivos que habiten tu lugar sagrado. Aunque puede resultar difícil de creer hasta que no lo vivas desde dentro, la propia vida del bosque comenzará a acomodarse a tu presencia, como sucedió con Jane Goodall en el Parque Natural Gombe, en Tanzania, donde vivió durante años, y en los que pasó la mayor parte de su tiempo observando a los chimpancés, hasta que un día, acostumbrados a la presencia de Jane, dejaron de huir de ella. Su mundo entero se abrió para que ella pudiese estar presente en él. A medida que vuelvas una y otra vez a este lugar, sentirás la necesidad imperiosa de protegerlo, atender sus necesidades y cuidarlo. Y cuando nazca esa unión tan especial con tu espacio sagrado, lograrás ver a la naturaleza en su conjunto como un lugar sagrado.

TOMA UN PICOTEO

Estar en contacto con la naturaleza puede servir de gran ayuda para restaurar la relación que establecemos con la comida. Sin prestar atención a todo el ruido exterior, puedes conectar con tu intuición y aprovechar su poder para recordar qué comer, cómo y cuándo hacerlo. En ocasiones, solemos comer cuando estamos aburridos o estresados. Comemos mientras vamos en el coche o cuando estamos viendo una película. Comemos sencillamente porque es la hora de la comida y todo el mundo está comiendo en ese justo instante. Comemos para satisfacer nuestras papilas gustativas momentáneamente en lugar de hacerlo para alimentarnos de una forma plena. Comemos alimentos que vienen envueltos en plástico, que se anuncian en televisión y que están colocados estratégicamente en una estantería determinada. Estamos tan saturados con los mensajes que nos llegan constantemente sobre qué comer y qué no comer que hemos perdido por completo el control de nuestro propio sentido de intuición sobre lo que verdaderamente nos alimenta.

A lo largo de la historia de la humanidad, en épocas de peligro inminente, el sistema nervioso simpático que regula la reacción de lucha o huida nos ha puesto en sobre aviso y nos ha protegido. Al relajarnos en la naturaleza y, al hacerlo simultáneamente nuestro sistema nervioso parasimpático, a veces denominado de reposo y digestión, alcanzamos un estado de relajación completa. Con lo que implica la vida moderna, la mayoría de nosotros no nos detenemos a relajarnos por completo. Al adentrarnos en el bosque, conseguimos que la corteza prefrontal del cerebro descanse. Apaciguados por las vistas, los sonidos, los aromas y la energía de la naturaleza, el organismo es capaz de asimilar mejor los nutrientes de los alimentos en un estado de relajación. Los alimentos no solo saben mejor cuando los consumimos al aire libre, sino que además tenemos una mayor capacidad para metabolizarlos y procesar sus nutrientes. Mientras comes, dedica el tiempo necesario para saborear cada mordisco al máximo. Con los sentidos intensificados, los olores, sabores y texturas de los alimentos son más intensos.

EXPLORA EL LUGAR EN BUSCA DE COMIDA

Mientras paseas por el bosque, fíjate en lo que crece en él. Los alimentos que salen directamente desde la tierra tienen un sabor mucho más intenso y saludable. Parece que, con tan solo unos bocados, logramos sentirnos saciados. Todo lo que nace del bosque, y que supone una fuente de alimento, se nos proporciona en el preciso momento del año en el que nuestro cuerpo lo necesita. Las hojas verdes brotan de los árboles en primavera, resultando ser el momento idóneo para que, de forma natural, limpien nuestro sistema. Los frutos florecen en verano, proporcionándonos la energía y vitalidad que necesitamos para afrontar este periodo de tanta actividad. Durante el otoño caen de los árboles alimentos más nutritivos y energéticos, como las bellotas, para proporcionarnos la vitalidad necesaria de cara a los fríos meses invernales. La naturaleza se ha convertido en una fuente de alimento exclusiva para cada región en particular. Las tradiciones de las comunidades indígenas y de los pueblos nativos, que jamás han renunciado a este concepto de búsqueda y consumo de recursos naturales, pueden ayudarnos a comprender el verdadero sentido de una alimentación respetuosa y en armonía con la naturaleza. Pero incluso si el hecho de buscar comida en la naturaleza no te resulta cómodo, siempre tienes la opción de comprar algo de comer en los mercados en los que los agricultores y campesinos venden lo que recogen del campo; así, tendrás la certeza de estar alimentándote en consonancia con lo que se produce en cada estación del año.

Si tienes conocimientos, aunque sean básicos, sobre este tipo de alimentos silvestres, podrás hacer uso de ellos y aplicarlos cuando recojas algún fruto del bosque a lo largo del camino, o bien cuando te comas lo que tú mismo traes de casa. Se pueden preparar infusiones medicinales con hojas de ortiga autóctona durante la primavera y chocolate casero con flores silvestres comestibles en la época estival. Cuanto más tiempo pases en el bosque, mayor será el aprendizaje sobre qué frutas y plantas y *cuándo comer. La naturaleza* tiene su particular manera de brindarnos el aprendizaje que necesitamos, a menudo, a través de otras personas que conocen bien el bosque por el que ahora caminamos. Pide permiso a las plantas antes de coger ninguno de sus frutos y comértelos, y luego, párate a escuchar cómo responde tu cuerpo a esa propuesta. Coge solo lo que sea necesario y deja algo para que otras personas puedan disfrutarlos también.

La naturaleza también nos provee de alimentos curativos que nos protegen, nutren y nos devuelven a un estado de salud adecuado. La medicina se origina en la tierra, donde se manifiesta principalmente a través de la presencia de raíces, cortezas, hojas y flores, a menudo camufladas en forma de hierbajos o de especies invasoras. El bosque contiene un sinfín de remedios de origen herbáceo y botánico para todo tipo de necesidades, desde aliviar el dolor de garganta hasta reducir el estrés y estimular la energía espiritual[22].

DISFRUTA COMIENDO

Escoge alimentos que procedan de la tierra, entre los cuales se incluyan las frutas y verduras cultivadas en la zona y aquellos alimentos que crezcan en los árboles. Antes de comerte una manzana autóctona de la zona por la que estás paseando, reflexiona sobre el camino que ésta ha recorrido hasta ese momento. La manzana surge como una idea en un árbol, que pasa a convertirse en una semilla que brota, hasta llegar a ser una flor que en algún momento polinizó una abeja. Dejando que la manzana pase por cada una de las fases de su ciclo natural, el fruto, con tiempo y paciencia creció hasta convertirse en el alimento nutritivo que en este momento tienes en las manos. Sin ser partícipes en este proceso la tierra, el agua, la luz del sol o las abejas que polinizan el fruto, el árbol no hubiese sido capaz de crecer hasta llegar a dar su fruto. Resulta imposible deshacerse de cualquier elemento presente en esta cadena natural. Desde el mismo momento en el que muerdes la manzana, pasas a formar parte de una relación que te une a todos los recursos naturales y a la energía que existen en el planeta. En una simple fruta se concentra el lazo que te une a los recursos y a la energía del planeta. Tanta complejidad e interconexión manifestada en una simple pieza de fruta.

Invierte en envases y recipientes reutilizables en los que puedas llevar la comida que traigas, así el impacto residual que generes será menor. Cuando estés listo para comer, localiza un punto clave que resulte de tu agrado y en el que puedas sentarte, después, agradece y bendice la comida antes de empezar a comer. De este modo y con total seguridad, cualquier alimento tendrá mejor sabrá y te colmará de su máximo poder nutritivo. Todas las culturas tienen un hábito particular para agradecer por la comida que tienen antes de empezar a comer; tu práctica puede ser tan sencilla como decir «Gracias, Madre Tierra», o cualquier otra manera de compartir tu gratitud por los alimentos. Puede ser una oración que ya conozcas o una que crees en ese instante y en ese lugar específico.

La digestión no es simplemente el proceso que tiene lugar en nuestro organismo tras la ingesta de alimentos, sino que hace referencia a un conjunto de sucesos, un proceso que da comienzo cuando anticipas a tu cuerpo y a tu mente que vas a dar el primer bocado a la comida. Honra el proceso completo en el que comes; tu naturaleza interior y tu naturaleza exterior fundiéndose en una sola. Disfruta lo bello de la comida con la que te alimentas. Examínala cuidadosamente, tócala, huélela y saborea cada bocado. Come despacio. Dale a tu boca un descanso para que deje de hablar, y permítele que se deleite con los sabores.

Deja que los sabores se mantengan en tu paladar. Deja que tu mente capte y retenga cualquier conversación presente relativa a lo que estás experimentando en ese momento con tu comida. Observa cómo te sientes con cada bocado. Fíjate en cualquier tipo de resistencia u obstáculo que surja mientras comes tranquilamente, y deja que tu cuerpo conecte con esos sentimientos.

Comer significa mucho más que la mera ingesta, más que picotear un sándwich en la oficina. Aunque la alimentación es esencial para los humanos, hemos olvidado por completo cómo hacerlo correctamente. Al recordar cómo comer, también recordarás quién eres en esencia.

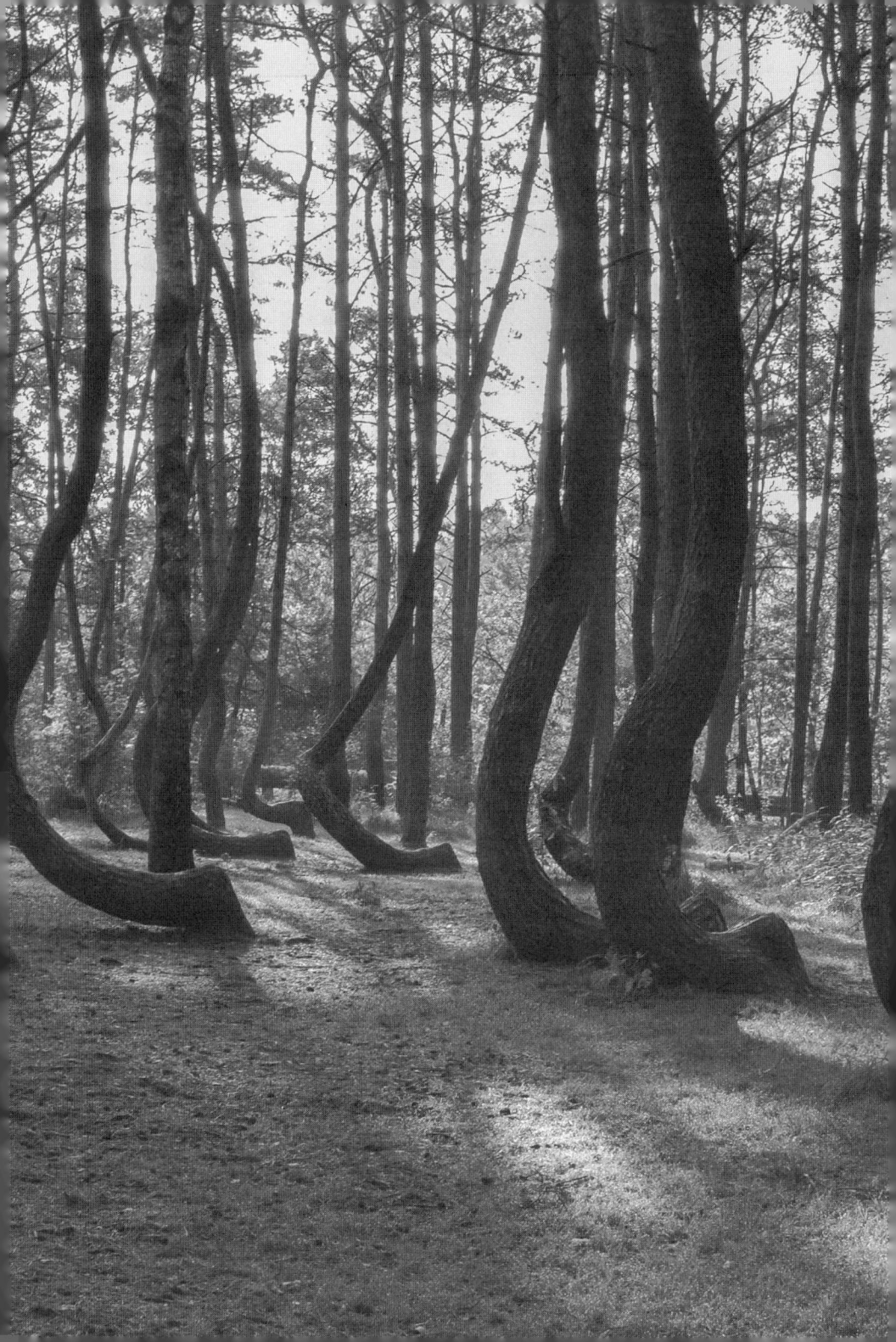

ENCIENDE LA CHISPA DE TU CREATIVIDAD

Crear es crecer. Todo ser creativo le abre la puerta de par en par a la energía del Universo para que fluya dentro de sí, para que llegue a ser la fuerza que mueve la evolución. Por el simple hecho de haber nacido, posees dones creativos, no se nos otorga a unos sí y a otros no de manera aleatoria. Sin embargo, nos hacen creer que no somos creativos: nuestra familia, algunos compañeros de clase, de trabajo e incluso nosotros mismos nos mandamos ese mensaje, estableciendo una comparación con aquellos que han trabajado por y para la creatividad con esfuerzo y constancia. Nos han desanimado a dibujar, a pintar, actuar, cantar, tocar algún instrumento musical, escribir o cualquier otra expresión que se acerque a lo creativo, y al transmitirnos este mensaje desalentador, no transmiten su creencia sobre lo poco práctico que consideran que es, o su visión sobre el fracaso que supondrá al no ser lo suficientemente buenos. Nuestros sueños creativos pasan a ser nuestras heridas, lo cual nos impide seguir creciendo hasta convertirnos en nuestra versión más pura, en nuestra expresión más plena.

Pero esto no es lo que trata de enseñarnos la naturaleza No hay un solo pájaro que no sepa cantar. Cada uno de ellos canta su propia canción, le añade su propia melodía. Una flor no se cuestiona si llegará a ser algún día tan bella cono la flor que tiene al lado, tampoco piensa si hay demasiadas flores floreciendo en ese instante y no queda hueco para ella en la primavera. Cada flor brilla a su manera, proyectando su expresión: única e inigualable en comparación con otras flores; hay sitio para todas las flores en la Tierra. Nos aterra pensar en la idea de sobrevivir en lugar de caminar por la vida: superar un camino lleno de condicionantes negativos. Por ello solemos reprimir nuestro poder creativo hasta que, como se le atribuye a la escritora Anäis Nin, «llegó el día en que el riesgo de quedarme atrapada en el capullo era más peligroso que el riesgo de florecer». Cuando das rienda suelta a tu creatividad, empiezas a unirte a una fuerza poderosa que solo el planeta posee. Todos nacemos de la creación y llevamos de manera intrínseca el impulso natural de crear. La tierra en sí es una fuerza de la creación. Nada tiene que ver con que el Universo en algún momento se crease y luego dejase de crecer repentinamente, sino que está en continua expansión, al igual que lo estamos nosotros.

En la sociedad actual, hay una serie de normas y reglas impuestas sobre la manera en la que los humanos debemos comportarnos o incluso cómo hemos de ser. Por lo general, se espera que seamos educados, tranquilos, sosegados y discretos. Exprimimos nuestra naturaleza salvaje hasta la última gota, tanto que al final acabamos dejando que se seque. Sin embargo, al estar en contacto con la naturaleza, despertamos la creatividad, porque la naturaleza nos brinda la oportunidad de decir lo que sentimos y con ello sanar o curar heridas. No le importa si chillamos, pataleamos o gritamos a pleno pulmón. La tierra puede aguantar todo eso. Tenemos que dar permiso a esas emociones para que recorran nuestro cuerpo, fluyendo de tal modo que podamos sacudirnos el polvo y descubrir nuestra verdadera voz creativa.

La creatividad requiere práctica. Cuando eres consciente de que estás atravesando una vida llena de condicionamientos negativos, puedes sentir en tu cuerpo que algo no va bien, y ese algo que pesa dentro de ti te incomoda. Esto es el arte.

- Canaliza tu inspiración al escribir un haiku, un tipo de poesía japonesa con una estructura de tres líneas cuyo foco principal es la naturaleza. En el haiku tradicional, el primer verso consta de cinco sílabas, el segundo verso de siete sílabas y el tercero, una vez más, de cinco sílabas. No pienses en el contenido, solo escribe.
- Dibuja en la arena. Encuadra en tu mente una zona específica y recrea lo que es. Pon especial atención en los detalles, las sombras, las texturas y diseños. A medida que te enfocas en ello, estás capturando el momento en el tiempo presente. La naturaleza está en constante cambio y en continuo movimiento.
- Pon en práctica el arte japonés de arreglo floral ikebana, o desarrolla tu propia alternativa de recolección de flores.
- Invéntate una canción y cántala o tócala con un instrumento musical.
- Recoge varias piezas que se encuentren en el entorno de la naturaleza en el que te encuentres y construye alguna escultura temporal, cualquier figura que te apetezca. También puedes hacer un mandala. *Mandala* es una palabra

de origen sánscrito que se utiliza para hacer referencia a lo que en castellano entendemos como «círculo» y cuyo diseño es visualmente armónico y cautivador para el ojo humano. Además, el mandala se usa como una forma de lograr la conexión entre mente y cuerpo que alcanzamos a través de la meditación. Crear tu propio mandala con elementos naturales es una práctica que te permitirá alcanzar la sanación, y de ese modo, lograrás comprender mejor el camino de tu propia vida.

- Crea un mandala junto a otras personas; cooperad con el propósito de hacerle honor al viaje que habéis emprendido juntos como grupo.
- Por turnos, añadid un elemento en cada ronda en la que os toque, construyendo sobre lo que ya se ha puesto como base.
- Hazle un regalo a alguna de las personas que te acompañan en este viaje, o, si lo prefieres, ofrécele la figura, estatuilla o escultura que hayas creado anteriormente a la Madre Tierra.
- Escoge el medio con el que más te identifiques y mejor te haga sentir, ya sea el dibujo, la fotografía o cualquier otra opción, y lleva en tu equipaje lo necesario para poder llevar a cabo tu práctica.

Cuando dejamos que la fuerza de la creatividad se abra paso a través de nosotros, logramos comprender que la Madre Tierra es una artista en su máxima expresión, y a medida que consigues llenarte de inspiración literalmente, gracias a los soplos de viento que la propia Tierra te regala, comienzas a crear a partir de su imagen. Sus sonidos son los más armoniosos. Sus paisajes, los más espectaculares. Sus creaciones las más bellas. Sus materiales los más innovadores. Nosotros, como seres creativos que somos, le rendimos homenaje a los milagros de la creación. Como dijo Aristóteles, «La naturaleza es el modelo que el arte toma como ejemplo a seguir».

Te animo a que juegues. No hay una forma incorrecta de hacerlo. La naturaleza nos permite salir de la sobrecargada mental que experimentamos a menudo y entrar en nuestros corazones bondadosos. El ser humano se siente impulsado a crear desde el amor y el respeto al planeta. La Tierra en su conjunto está aguardando pacientemente a que comiences a crear.

DUERME UNA PEQUEÑA SIESTA

Lejos de ser un símbolo de indisposición, como se considera a menudo hoy en día, la siesta es posiblemente uno de los aspectos más destacados del baño de bosque.

Así que, coge una sábana o cualquier pedazo de tela al que no le des uso y explora el entorno hasta encontrar un lugar que te resulte agradable y en el que puedas tumbarte en el suelo a descansar. Ahora, cierra los ojos y visualízate siendo un niño: busca a tu niño interior e imagínalo acurrucado en el regazo de tu madre.

Deja que todo el peso de tu cuerpo se hunda en la Tierra hasta sentir que te sostiene. Estás en casa. Te están brindando apoyo. Relájate y absorbe toda la energía posible. Imagínate que eres un coche eléctrico que está recargando su batería para seguir funcionando. Si el baño de bosque es el arte de practicar el «no-esfuerzo», entonces, dormir una pequeña siesta al aire libre, en contacto pleno con la naturaleza se podría considerar una obra maestra; es la cúspide de la ausencia de esfuerzo, de no hacer nada, y, sin embargo, esta práctica está repleta de elementos que la hacen rica por sí misma. Permanece en esta posición de reposo tanto como sientas que estés cómodo, y siempre y cuando el descanso te resulte reparador. Al ofrecerle tu tiempo y regalarle tu presencia a la Naturaleza, es posible que te brinde algo a cambio: quizá sea una visión o cierta intuición, pero no esperes recibir algo en concreto. Simplemente, mantente presente a lo largo del proceso.

Incluso una siesta de quince minutos puede cambiar el rumbo de tu día, y probablemente, también pueda cambiar tu vida. Las siestas devuelven y renuevan la energía del cuerpo y la mente, mejoran el estado de ánimo y por lo general, las personas se encuentran más activas mentalmente, reaccionan más rápido, la velocidad de respuesta es mayor: la agilidad mental, en general, mejor. Y todo ello en conjunto constituye una pieza importante del proceso creativo. El escritor de ciencia ficción especulativa William Gibson basa su trabajo en la percepción que obtiene a partir de las siestas: «Las siestas son esenciales para que mi proceso tenga sentido», afirma «Con ello no me refiero a los sueños, sino ese estado adyacente al sueño, el de la mente al despertar»[23].

El pintor surrealista Salvador Dalí se echó la siesta en una silla mientras sujetaba una llave en la mano. Cuando se estaba quedando dormido, dejó caer la llave sobre una bandeja y el ruido lo despertó para que pudiese seguir trabajando. De esta forma, logró entrar en la etapa de las alucinaciones hipnagógicas, un punto liminal a medio camino entre el sueño y la vigilia, para poder plasmar entonces las imágenes surrealistas vislumbradas; es decir, las alucinaciones hipnóticas que veía[24].

Al dormir la siesta, logramos alcanzar un estado de sueño con un gran alcance. Al desprendernos de todas las obligaciones del día, dejamos paso a la sabiduría para que nos impregne. En este estado liminal del sueño, las visiones que experimentamos son de gran valor. Todos nosotros tenemos la capacidad de visualización. Los atletas son expertos en su disciplina, dominan su campo. Los niños tienen una capacidad imaginativa que no conoce los límites, amigos imaginarios y un conocimiento y sensibilidad sobre el misterio muy peculiar. Sin embargo, muchos de nosotros hemos perdido la capacidad de transformar el mundo y jugar con él.

No es necesario hacer nada en particular con lo que sueñes y visualices; basta con observar detenidamente cómo te hacen sentir, y saber que, cuando necesites acceder a estas visualizaciones y sueños, y a las emociones que producen, puedes hacerlo siempre que lo necesites. Con el tiempo, empezará a cultivar una visión poderosa y profunda sobre tu jardín interior que se verá reflejada, como si de un espejo se tratase, en el mundo exterior.

Cuando hayas encontrado el lugar exacto que consideres especial para poder dormir la siesta en él —ya sea un bosque frondoso de árboles altos o una zona en la que el musgo habite—, salúdalo desde el respeto y la honra.

Antes de ir a dormir, da las gracias a la tierra, hazle una ofrenda o una caricia que nazca desde el amor.

Solemos pensar que los sueños son algo que obviamente, suceden en nuestra mente; sin embargo, es posible interactuar con ellos, dialogar o incluso jugar. Así como vas al bosque para tartar de darle otro punto de vista a la percepción que tenemos sobre el mundo y obtener la sabiduría que solo la naturaleza brinda, también podemos cerrar nuestros ojos y adentrarnos en un viaje hacia nuestro subconsciente. Por ejemplo, es posible que cuando cierres los ojos, visualices una mariposa. Ahora, sigue a esa mariposa y observa a dónde te lleva. Puedes hacerle una pregunta y aguardar su respuesta. Incluso puedes transformarte en esa mariposa y descubrir lo que se siente al tener alas. Este proceso en el que bailas con los elementos de la Tierra y aceptas la fuerza y la sabiduría que cada uno de ellos tiene para ofrecer, lo puedes experimentar con cualquier elemento que sea propio de la naturaleza, ya sean animales, árboles, cascadas o incluso piedras.

Esta práctica, más conocida como la «Marca Siberiana» por la visión que alcanzas cuando apoyas la frente en la tierra, así la denominó Llyn Roberts. Supe que se llamaba así cuando tuve la oportunidad de practicar el baño de bosque en la selva Hoh, uno de los únicos bosques templados de Estados Unidos. Llyn conoció la práctica de la marca siberiana durante un viaje a la inmensa estepa asiática, acompañada de un chamán siberiano.

- Extiende una manta en el suelo (o si lo prefieres, puedes tumbarte directamente sin ella).
- Siéntate sobre tus rodillas, apoyándote sobre los talones con la espalda recta e intenta alargar el coxis lo máximo posible, con tus espinillas alineadas con el suelo. Una vez estés en esa posición, con una profunda exhalación, lleva la frente hasta que toque el suelo. En yoga, esta postura se conoce como balasana o postura del niño. Puedes abrir tus rodillas a la altura de tus caderas o bien apoyar tu cuerpo sobre ellas estando juntas, tienes la libertad de elegir si prefieres colocar tus brazos por delante del cuerpo o dejarlos extendidos de manera que la punta de tus dedos toque tus pies. Lo más importante es mantener tu frente alineada con el tercer ojo, el del despertar de conciencia, relajada y en conexión con la Tierra. Presta atención a las posibles plantas venenosas que pueda haber y a cualquier potencial amenaza en el bosque.
- Permanece en esta posición de reposo tanto como te resulte cómodo. Al ofrecerle tu presencia y tu tiempo a la Tierra, es posible que te ofrezca algo de vuelta, como una visión o cierta intuición, pero no esperes recibir nada a cambio, simplemente fluye con el proceso.

ORGANIZA UNA CEREMONIA

La vida se compone de pequeños momentos especiales, y si no prestas atención, pasarán de largo ante tus ojos y te los perderás. Como sucede en la naturaleza, el paisaje de la vida fluye, discurre, tiene cimas y también tiene valles. Las ceremonias nos devuelven a nuestro estado presente y honran el proceso de la vida. Te brindan la oportunidad de desconectar del ruido del día a día y de entrar en un espacio con un significado especial y una mayor conciencia. Es el significado y la conciencia a la que nos referimos lo que marca la diferencia entre, por ejemplo, meter una bolsita de té en un vaso mientras te lo bebes de camino al trabajo y, en el caso opuesto, celebrar una ceremonia del té en la que cada paso dentro del proceso tiene especial importancia: de dónde viene ese té, en qué recipiente se vierte, durante cuánto tiempo lo preparas y cómo te lo bebes.

La ceremonia en torno al té es el recipiente, y los rituales tienen más que ver con lo que se realiza dentro de ese recipiente. La ceremonia refuerza tu vínculo entre la naturaleza exterior y tu naturaleza interior, hace que la conexión sea más profunda. El baño de bosque es un tipo de ceremonia en sí mismo; ofrece una base sobre la que practicar y desarrollar cualquier ritual cuya pretensión sea fortalecer y estrechar el vínculo con la naturaleza. Estar en contacto con la naturaleza refuerza nuestro nivel de conciencia y nos permite honrar al regalo de la vida. Las prácticas concretas y pautadas como las que se describen en este libro o aquellas que tú mismo creas, pueden convertirse en tur rituales a medida que las incorpores en tu día a día, realizándolas con cierta frecuencia y honrando el proceso desde el respeto que merece.

Los seres humanos hacemos uso de los rituales para honrar distintos aspectos vitales. Los rituales pueden transmitirse de generación en generación, heredados de nuestros ancestros, y, sin embargo, también pueden partir desde cero y que seas tú mismo el autor. Pueden ser ritos de iniciación, ritos en los que celebres la llegada de las estaciones, conmemoraciones para honrar el amor y la pérdida, o formas de sanar espiritual y físicamente. Los rituales honran tanto a la propia persona que los pone en práctica, como a la comunidad en general y a la tierra en sí. En el marco de las investigaciones, los psicólogos han demostrado que los rituales que se realizan después de haber sufrido una pérdida, como la muerte de un ser querido, son de gran ayuda, pues permiten aliviar el dolor que se experimenta. Por otro lado, los rituales que se llevan a la práctica antes de afrontar algunas tareas que suponen un reto para nosotros, como puede ser cantar en público, consiguen que ese estado de ansiedad que podemos experimentar desaparezca y aumentan la confianza en nosotros mismo[25]. Los deportistas practican su propio ritual antes de competir, comprueban que sus habilidades recobran más fuerza, motiva sus esfuerzos y, consecuentemente, optimiza su rendimiento. Los rituales aportan beneficios incluso a aquellos escépticos que no creen que funcionen.

Cuando disminuimos el ritmo y nos adentramos en el momento presente, la naturaleza nos invita a experimentar rituales y ceremonias. Hacer coincidir una ceremonia que hayas decidido vivenciar con el ciclo de luna nueva o luna llena, captando toda su energía, o alinearla con una ceremonia en la que se produzca el solsticio, es una manera muy significativa y sensata de rendir homenaje a la energía de la Tierra. Al expresar nuestro agradecimiento a la Tierra en los periodos de menor luz que transcurren a lo largo del año, reflexionamos, mirando hacia nuestro interior, qué aspectos de nuestra vida nos gustaría que cobrasen vida de nuevo. Al llegar el solsticio de verano, celebramos la luz y la vida. Durante este periodo, en el que tanta energía brota del planeta, podemos encender velas en los rituales que practiquemos, poner música, bailar y celebrar durante toda la noche.

El baño de bosque puede ser el lienzo el blanco sobre el que crees tu ceremonia. Disfruta del poder sanador de la naturaleza, de todos los beneficios que te brinda y de los elementos presentes en la ceremonia para que mejore tanto tu salud física como tu bienestar. Desde tu intención: firme y clara, y un ligero cambio de perspectiva, atraviesas el umbral hasta adentrarte en lo salvaje, invitando a la Naturaleza a ser partícipe de tu ceremonia como testigo, espejo, maestra y sanadora.

Diseña tu propia ceremonia. Dedica un momento a reflexionar acerca de aquello a lo que desearías rendir un homenaje especial, celebrar, atraer para que llegue a tu vida o dejar ir. Puedes escribir tu intención o simplemente tenerla presente en la mente. Una vez lo hayas hecho, realiza tu ritual, poniendo toda tu atención en la intención.

Puedes quemar el papel en una pequeña hoguera, lanzar flores al mar, esparcir por la tierra semillas para que broten flores silvestres, beber té o caminar en círculo tres veces. Puedes ser el artífice y único partícipe de tu ceremonia, o puedes compartirla con una comunidad de personas. Es posible que descubras que, al hacer los rituales en ciertos instantes del *día, de la semana,* o a lo largo del *año,* marcados en el calendario por ser momentos más especiales que otros, adquieran un significado más valioso, una conexión más fuerte y un amor más poderoso en tu vida.

Las ceremonias tradicionales, por lo general, incluyen comida o bebida con la intención de acercar a las personas partícipes de ellas a la naturaleza. Por ejemplo, los antiguos mayas bebían caco amargo en sus ceremonias, considerado como la comida de los dioses y parte del origen del mito de los mayas. Se veneraba tanto al cacao que solía usarse como moneda de cambio, igual que si se tratase de dinero. Una profecía indígena procedente de Sudamérica y Centro América vaticina que la ceremonia ancestral del cacao volverá a adquirir relevancia de nuevo cuando el desequilibrio entre el ser humano y la naturaleza se produzca irremediablemente. El cacao brotará de la selva con el único fin de ayudarnos a conectar con nuestro corazón, alinearnos con la naturaleza y recuperar la armonía con el planeta.

Beber cacao en una ceremonia en la que estamos en comunión con el bosque es una manera muy poderosa de honrar a la Naturaleza y, además, puede intensificar aún más si cabe los efectos del baño de bosque. No es solo el cacao el que hace de esta ceremonia algo más especial, sino que una gran variedad de plantas y árboles también ofrecer sus poderes sanadores tan únicos y especiales como cualquier otro, y pueden ser tan intensos y eficaces como cualquier otro elemento al introducirlos en las ceremonias. Hornea algo con harina de bellota para sentir la conexión con los robles y disfruta de los beneficios que ofrecen los frutos que nacen de los árboles y que son ricos en proteínas. Bebe té elaborado a partir de flores o raíces. O crea una ceremonia que gire en torno al agua que puedes beber; cada vez que bebemos un sorbo de agua, estamos conectándonos con la Naturaleza.

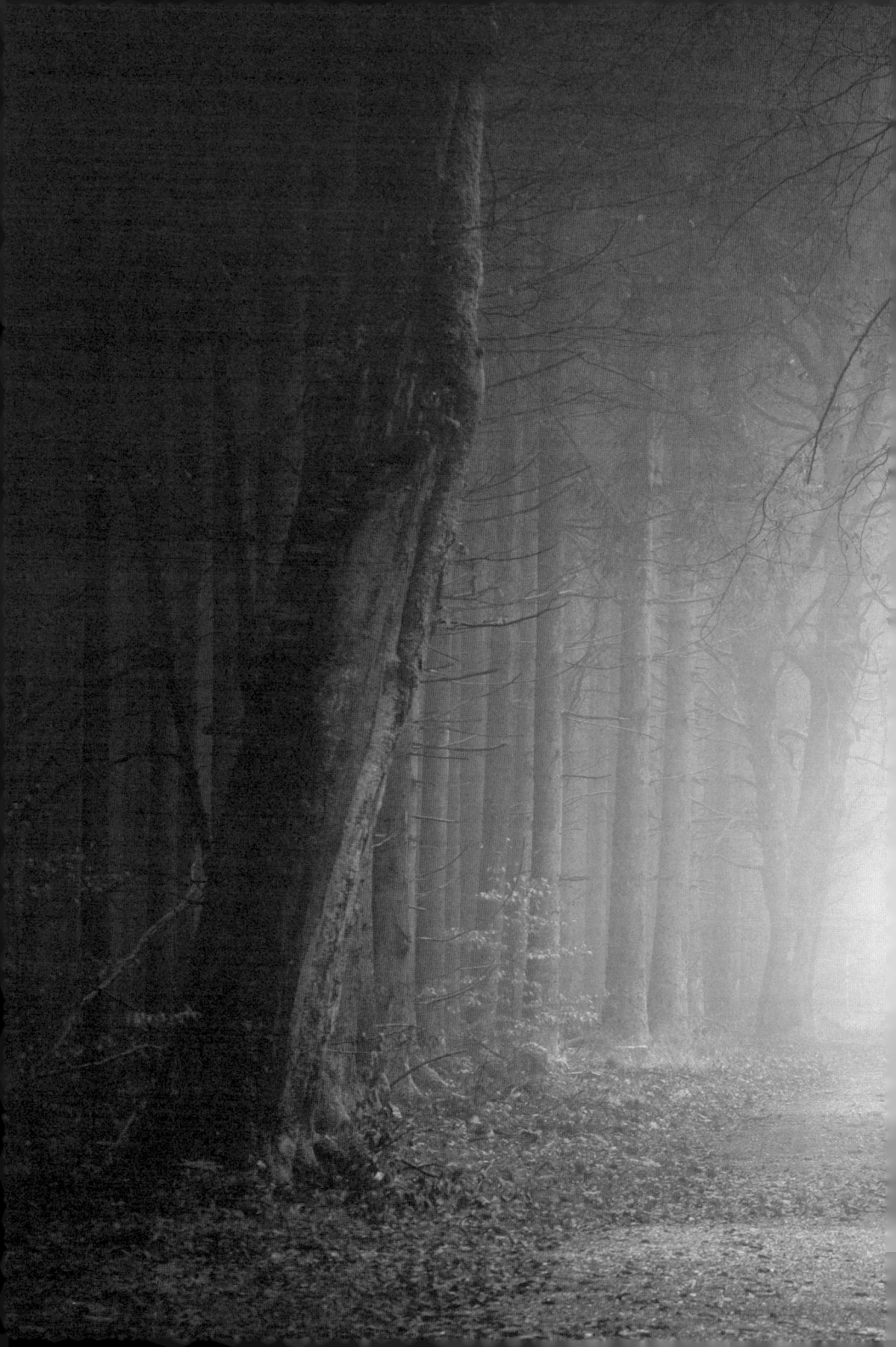

PARTE 5

BUSCA TU VERDADERA NATURALEZA

Deja que todo tu ser se sumerja en la naturaleza y comenzarás a ver con claridad quién eres realmente y cuál es tu misión en la Tierra en este justo instante. Lo que descubras a cerca de tu verdadera naturaleza tendrá el poder de transformar tu vida por completo. Tu viaje exterior hacia el bosque le abre paso a tu viaje interior, y así tu vida comenzará a fundirse con la profunda sabiduría de la Madre Tierra.

ÁMATE

Antes de ser capaces de amar verdaderamente a la Madre Tierra o a cualquier otro ser, debemos aprender a amarnos a nosotros mismos. Por suerte, estar en contacto con la naturaleza nos conduce a una mayor autocompasión y al amor por uno mismo. A medida que recordamos cómo amarnos a nosotros mismos, el amor que sentimos por la Tierra crece. A fin de cuentas, en esta red que nos une y a la que llamamos vida, todos estamos conectados entre sí. Somos pura Naturaleza, así que la manera en la que nos tratamos a nosotros mismos refleja el trato que damos a la Tierra.

Si a menudo sientes que nace un impulso que te lleva a compararte con cualquier otra persona, descubrirás que estando en la naturaleza, esa crítica hará el camino mucho más largo. Muchos de nosotros conocemos muy bien a ese juez interior. Esa voz que está en nuestra cabeza nos repite constantemente que no somos *suficiente* —no somos suficientemente inteligentes, ni atractivos, ni delgados, ni esbeltos, ni altos, ni ricos— y utilizamos a esa voz en nuestra contra, haciéndonos sentir fuera de lugar. Somos terriblemente salvajes con nosotros mismos, con nuestro cuerpo, nos volvemos severos, duros, nos olvidamos por completo de la compasión, y por más intentos que hagamos, no parece que lleguemos a alcanzar nunca el estándar de belleza o de éxito. Más allá de ser simplemente molesta, esta crítica interna constante puede ser peligrosamente dañina. Se apodera de nuestra paz mental, nos priva de nuestro bienestar emocional y nos empuja a la ansiedad, a la depresión, a los trastornos alimentarios y a toda una serie de conductas autodestructivas que pueden ir desde beber alcohol en exceso hasta el consumismo.

Cuando te adentras en el bosque, el sentimiento de «insuficiencia» se disipa en el espacio expansivo. Puede que te preguntes si, para empezar, esa voz que critica nació de ti, o si por el contrario espeja a un loro que repite una y otra vez los mensajes comerciales que nos lanzan a través de los anuncios.

Al conectar con la red vital, tomamos conciencia de que somos parte de algo mucho más grande que nosotros mismos, que la vida esconde mucho más que la obsesión que nos invade por tener la talla perfecta en nuestros vaqueros. Logramos comprender que no estamos en competición con otros, sino trabajando de la mano por conseguir el mismo objetivo y aquello que nos une es nuestro hogar común en la Tierra. Podemos darle un giro a nuestra perspectiva y cambiar el interés individual inmediato que tenemos por algo que abarque e incluya muchos más aspectos que hasta ahora hemos obviado. Al ir más allá de lo superficial, nos acercamos a todo aquello que tiene que ver con el bienestar y el propósito de la vida. La naturaleza eleva nuestro espíritu y refuerza la autocompasión.

Nuestro cuerpo nos capacita para caminar sobre la tierra, nadar en el mar, oler las flores y escuchar el cantar de un pájaro al despertar. Cuando vemos nuestro cuerpo como el vaso de cristal desde el cual experimentamos la vida en la Tierra, comenzamos a abrirnos al sentimiento de reverencia. Donde solíamos ver defectos, ahora vemos un mapa que nos indica dónde estamos y hacia dónde vamos[1]. Como si de un bucle en el que fluye el refuerzo se tratase, cuanto más nos amamos a nosotros mismos, mayor es la capacidad de amor hacia la tierra, y más nos amamos entonces los unos a los otros. En pocas palabras, la energía que brota del amor tiene un poder transformador en el mundo. Solo al comprender los principios de la física cuántica, entenderás que este concepto no es tan hippie como puede parecer. Las emociones positivas y cualquier otra acción que nazca desde el amor y la paz que habita en ti, tendrán como resultado una emisión distinta de frecuencias electromagnéticas que pueden cambiar por completo la realidad y lo que viven al respecto de ella los que te rodean[2].

La ecoterapia tiene un poder sanador y de crecimiento personal basado en una relación positive y saludable con la tierra. Los investigadores de la Universidad de Essex concluyeron que, entre un conjunto de alrededor de 90 personas que sufrían de trastornos depresivos, el 90 por ciento sentía que su autoestima había mejorado tras haber dado un paseo por un parque de las afueras de la ciudad, mientras que el 75 por ciento reveló sentirse menos deprimido[3]. En otra encues-

ta que se llevó a cabo, ese mismo equipo de investigación determinó que el 94 por ciento de las personas que padecían enfermedades mentales creían que el contacto con la naturaleza mejoraba su estado de ánimo.

Estos son los cimientos sobre los que se construye la *ecoterapia* —la aplicación práctica del ámbito de la ecopsicología, un ámbito desarrollado muy recientemente por el psicólogo y ecologista Theodore Roszak, y el cual se encuentra en pleno crecimiento. En gran medida, el miedo, la ansiedad e incluso la parálisis que experimentamos son respuestas naturales al dolor que todos nosotros en algún momento sentimos; sin embargo, si no somos conscientes de la razón por la cual sentimos en el epicentro de la ecopsicología encontramos la concepción de nuestro propio dolor como el mismo dolor que sufre la Tierra. Gran parte de la pena, el miedo, la ansiedad e incluso la falta de energía que sentimos son respuestas naturales de nuestro organismo ante las situaciones dolorosas que todos, en determinados momentos de nuestra vida, experimentamos. Sin embargo, si no somos conscientes de cuál es la verdadera razón por la que estas emociones negativas están presentes, nos quedamos atrapados en nosotros mismos y somos incapaces de tener una visión del marco general. En las sesiones de ecoterapia, los participantes se levantan del sillón, salen a pasear fuera de la sala, trabajan en el jardín, realizan prácticas de yoga o juegan con los animales.

Así que ámate a ti mismo por encima de todas las cosas, y solo entonces el mundo cambiará. Agradécele a tu cuerpo todo lo que hace por ti. Trátalo como el valioso y precioso frasco de cristal con el que has sido bendecido y asume la responsabilidad desde la aceptación interior de mantener este frasco en perfecto estado durante el camino completo de tu vida. Alimenta de amor todo lo que toques. Dile al oído a tu crítico interior que se marche de una vez por todas. Si no lo haces por ti, hazlo por nosotros. Hazlo por la Madre Tierra. Aprender a amarse a uno mismo es el requisito previo para descubrir tu verdadera naturaleza y el propósito de tu vida en este justo instante. El amor es ese lenguaje que todos los seres comprenden. Es el lenguaje del Universo.

SIGUE A TU CORAZÓN

Al reforzar nuestra conexión con la naturaleza, también fortalecemos nuestro corazón y empezamos a caminar por el mundo con más decisión e intuición, sin buscar consejo ni aprobación, sin compararnos con el resto. Dedicamos muchos años de nuestra vida a desarrollar, en cualquier contexto educativo, habilidades y capacidades cognitivas, y difícilmente durante este largo periodo, conseguimos desarrollar lo que tiene que ver con el corazón. Consecuentemente, asumimos que nuestro corazón es un simple órgano. Tal vez sintamos que el latido de nuestro corazón se acelera: quizá suceda cuando experimentemos una sensación de miedo, nos asustemos o sintamos que nos han roto el corazón. Por lo demás, solo late. O eso al menos es lo que acostumbramos a pensar.

Todos los seres vivos se comunican entre sí a través de impulsos eléctricos y magnéticos. Además de la importancia que tienen estos indicadores en los procesos fisiológicos, constituyen una red de comunicación tan compleja y elaborada que la mente racional y lineal difícilmente logra asimilarla. Afortunadamente, nosotros también tenemos la facultad de transmitir y recibir dichas señales a través de una de las herramientas más poderosas de la tierra: un corazón que late. Evolucionamos de tal manera que no solo sentimos y percibimos el mundo a través de los ojos del corazón, sino que enviamos esa información a nuestro cerebro para su posterior procesamiento e interpretación.

Son muchas las culturas que honran la importancia de la conexión entre el corazón y la tierra. El chakra del corazón, más conocido como *anahata* en sánscrito, corresponde al color verde y se ve reforzado y consolidado al sumergirnos en el mundo natural. Al desbloquear el chakra del corazón, te abres a una mayor compasión y empiezas a confiar en el flujo de la vida.

En *Kabbalaha*, el árbol de la vida nace del corazón; al abrirlo, consigues armarte de valor para expresar lo que sientes y sanar las heridas que la sociedad te ha causado.

Gran parte de los modelos de educación actual y tradicional apuntan principalmente hacia el desarrollo de la capacidad intelectual, dejando a un lado la capacidad emocional o afectiva. Como consecuencia, la cantidad de información a la que podemos acceder nos abruma. Sin embargo, hay una diferencia abismal entre información y sabiduría. La sabiduría nace de la parte más profunda de nuestro ser y de lo más profundo de la tierra. Pongamos como ejemplo que tienes cierto interés en tener un conocimiento más específico sobre el ámbito de las plantas y las hierbas naturales. Lees muchos libros sobre ello y asistes a un taller con un experto sobre el tema. Memorizas cada foto con sus respectivas descripciones. Pero, ¿te has parado a pensar alguna vez cómo aprendió esa información la primera persona que estudió las plantas?

Antes de que los libros llegaran a nuestras vidas o los expertos impartieran cursos, simplemente existían las plantas como tal. La gente pasaba el tiempo en contacto directo con ellas, escuchándolas y aprendiendo, algo a lo que Stephen Harrod Buhner hace referencia como «percepción directa» en su libro *La enseñanza secreta de las plantas*.

El mundo nos ofrece constantemente lo que tiene: sabiduría y aprendizaje, pero debemos aprender a comprender a través del corazón y de los sentidos para así lograr entender estas lecciones. Con la percepción directa a la que nos referimos, no hay intermediario alguno entre la verdad y el corazón.

Mientras caminas por el bosque, invita a tu corazón a seguirte. Dile, «Está bien corazón, enséñame el camino, sé tú la guía», y observa hacia dónde te lleva. Quizá te dirija a un árbol en concreto, hacia una zona en la que la luz del sol toque tu piel o hacia un montón de piedras. Haz una ofrenda o un gesto. Dedica un momento desde tu estado presente.

Siéntate o acuéstate un instante. Luego, cuando sientas que ha llegado el momento, deja que tu corazón te lleve a cualquier otra parte. Síguelo, salta de un lugar a otro en lugar de caminar en línea recta como sueles hacer.

Cuanto más frecuente sea la práctica de escuchar con atención a tu corazón, más clara será la comunicación entre ambos y más te beneficiarás del sentido de conocimiento profundo.

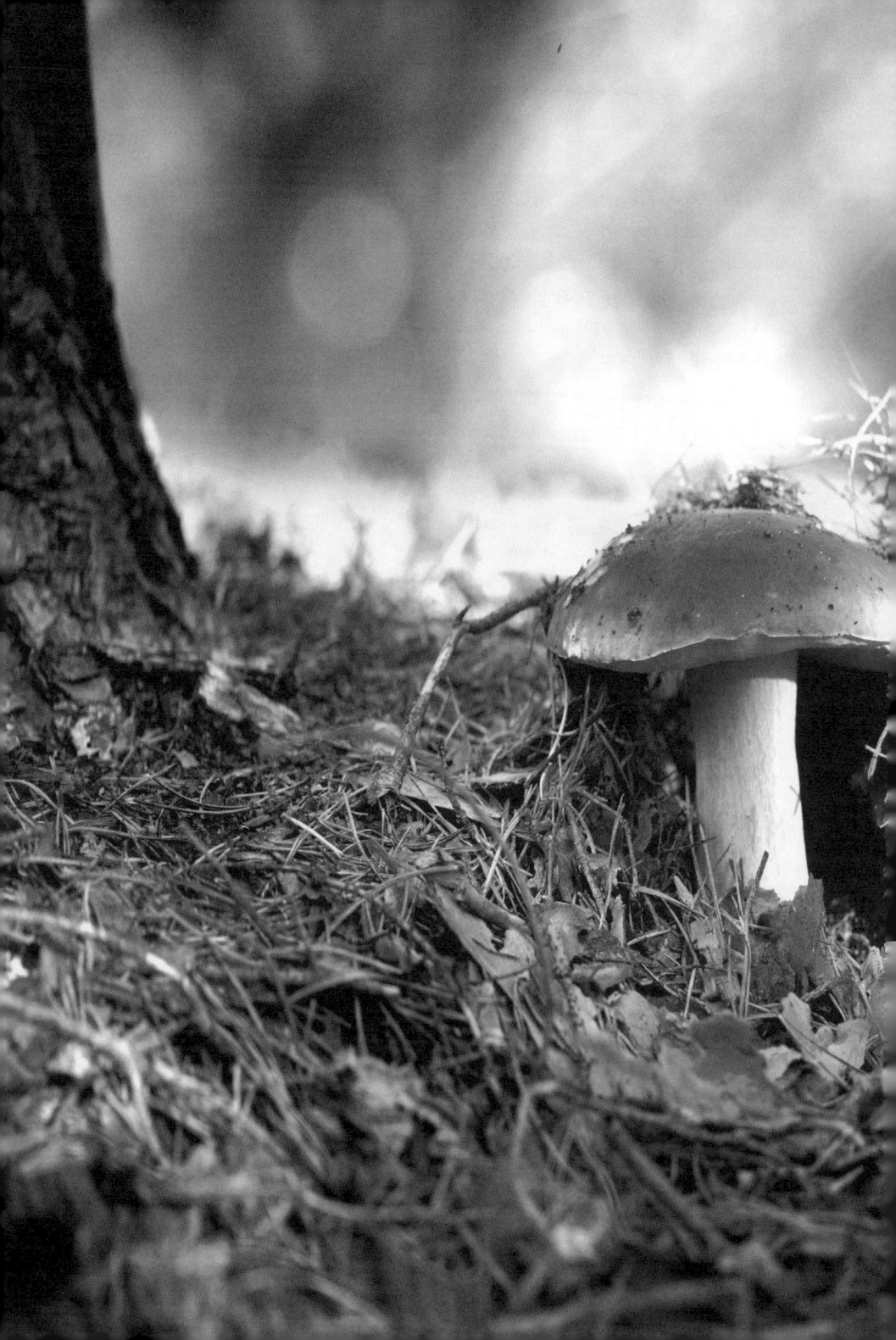

SEÑALES E INDICACIONES

La naturaleza es sabia, en su interior habita el profundo conocimiento que marca el camino. Incluso cuando todo carece de sentido, puedes obtener esta sabiduría infinita e inagotable que te guiará hasta llegar a tu ser más completo. Puedes explorar las verdades más profundas de la Madre Naturaleza y apreciar por ti mismo el verdadero propósito de muchos de los dichos sabios. Siempre hay algo que aprender y pruebas nuevas que superar: la naturaleza es el aula por excelencia. El sistema te provee constantemente de señales, símbolos y mensajes para que los tengas en el momento preciso. La naturaleza está en constante comunicación e interacción contigo, solo se trata de que la escuches con atención.

La naturaleza también es tu espejo. Todo lo que observas y experimentas en el mundo natural suele ser el reflejo de lo que sucede en tu interior. A menudo, la naturaleza nos pone ante nuestros ojos algunos asuntos que nos conciernen y que hasta entonces no estábamos siendo capaces de ver con claridad. Los mensajes que nos transmite no son hirientes ni intimidantes; tienden a ser reconfortantes y alentadores, transformando con frecuencia la autocrítica y el cinismo en algo increíblemente bello. Cuando te atreves a buscar sabiduría en la Naturaleza, emprendes un valiente y gratificante viaje hacia tu pleno potencial.

Puedes llevar a la práctica varias técnicas para comunicarte con la naturaleza. Podrás hacer uso de ellas en cualquier momento y lugar; aun así, el momento ideal para utilizarlas es mientras realizas tu baño de bosque, en ese preciso instante en el que te sientes relajado y eres consciente de la fuerza sutil que surge a tu alrededor. Cuanto más tranquila esté tu mente, más podrás experimentar. Lo más importante es abrirte a escuchar y recibir las lecciones de la Madre Naturaleza.

INDICACIONES

Cuando estés caminando por un sendero en el bosque, observarás algunas pisadas o marcas que confirmarán que estás siguiendo el camino correcto. En algunos casos, hay señales en forma de flecha que marcarán la dirección que has de seguir. Estas indicaciones creadas por el hombre confirman principalmente que, estás en el camino indicado y que puedes considerar en algún momento cambiar de rumbo y seguir otras señales. Por lo tanto, para no perderse en el bosque, es importante seguir buscando estas señalizaciones.

Paralelamente, la Naturaleza manifiesta una serie de señales que, si no ponemos el foco de atención en ellas, serán difíciles de captar. Las indicaciones de la Naturaleza reafirmarán la certeza de que estás donde tienes que estar. Probablemente las veas en repetidas ocasiones un tipo de planta muy particular, un árbol con frutar especialmente sabrosas o un animal que se cruza por tu camino. Cada vez que la Naturaleza te brinda estas indicaciones y tú eres capaz de captarla a través de tus ojos, te está recordando que estás en un diálogo continuo con ella y que vas por el camino correcto.

Las plantas y los árboles a menudo encierran un simbolismo que procede de todas aquellas culturas del mundo vinculadas a la conexión con la naturaleza. En el continente asiático, por ejemplo, la planta de jade se considera un símbolo de buena suerte y de riqueza. Para mí personalmente es un símbolo de abundancia, más que de riqueza en cuanto al ámbito económico se refiere. Supe que había encontrado la casa idónea en la que vivir y escribir este libro cuando alcancé a ver una planta de jade en el patio delantero. En la cultura celta, el roble se considera una fuente de sabiduría cósmica. Desde que sé lo que simboliza para ellos, cada vez que me encuentro antes un roble, soy consciente de que tengo que prestar especial atención. Siempre que puedas, trata de buscar lo que simbolizan las distintas variedades de flora, fauna y animales que encuentres por tu camino, o bien puedes atribuirle el significado que tú crees para cada uno de ellos. Cuando descubres señales que tienen un significado especial, todo tu entorno empieza a implicarse en aspectos nuevos a medida que caminas por la vida y descubres que estás inmerso en un misterioso y mágico cuento.

SEÑALES

Las indicaciones señalizan el camino —quizá se materializan en la forma de una persona que te dice qué camino has de seguir o quizá sea un árbol el que impida tu paso por el sendero por el que normalmente sueles caminar, forzándote a cambiar de dirección. A menudo, todo aquello que nos parece una barrera o un bloqueo suelen ser guías que nos abren paso al camino correcto.

Para poder buscar y seguir las indicaciones de la naturaleza, dile al Universo que estás listo para recibir su guía. Entonces, hazle una pregunta. Si sientes que estás perdido o no sabes el camino correcto que debes seguir en la vida, pídele al Universo que te mande señales claras que no dejen lugar a dudas. Puede que la guía que te ofrezca implique encontrarte con un extraño con el que podrías encontrarte en tu día a día o quizá sea un animal que encuentres mientras caminas por el bosque. Escucha con atención el mensaje de la guía. Puede que sea claro, o puede que en otras ocasiones carezca de sentido lógico alguno. No te preocupes —no tiene tanto que ver con el significado del mensaje sino con tu estado mental al abrirte a nuevas posibilidades.

Ten presente en tu mente que todo lo que hay en la naturaleza es una metáfora. Hay un significado mucho más profundo de cualquier elemento del mundo natural del que no logramos ser totalmente conscientes cuando lo extrapolamos al ritmo frenético del día a día. Como si de un lenguaje de jeroglíficos se tratase, aprenderás a interpretar el significado de los mensajes abstractos que se presentan en forma de nubes, o de la respuesta de un extraño que resuelve algo que llevabas preguntándote durante un tiempo.

«No ha habido una sola ocasión en la que la naturaleza diga una cosa y la sabiduría diga otra».
EDMUND BURKE

Es probable que hayas visto algún animal en repetidas ocasiones a lo largo de tu vida y hayas sentido que tenía un significado especial para ti: quizá se trate de una mariposa que parece guiar tu camino, o quizá sea uno de esos pájaros azules que aparece en el momento exacto en el que te estás planteando cualquier cuestión importante. Puede que se te presente algo tan literal como una hoja de un árbol manchada con excrementos de un pájaro blanco, salpicados de tal forma que pudiese parecer un cuadro de Jackson Pollock y que parecen decirte: «Estas cosas pasan». El mensaje que se proyecta en nuestra mente entonces viene a decir algo así como que, sean cuales sean las preferencias que tengamos sobre cualquier situación, las cosas simplemente suceden de forma natural, y quizá no podemos cambiarlas, pero sí podemos elegir cómo reaccionamos ante ese tipo de situaciones.

Cuando no logramos captar este tipo de mensajes tan sutiles, se tornan más obvios y potentes, tanto que resulta imposible obviarlos. La Madre Naturaleza quiere que prestemos atención a lo que tiene que decirnos.

La Tierra nos regala continuamente interminables lecciones. Gracias al baño de bosque, aprendemos a cultivar la paciencia, a ser cariñosos, a adaptarnos a la vida, a aceptar el cambio, a la predisposición y voluntad de cambio cuando sea necesario y a otras muchas cosas más.

Cualquier lección que la Madre Naturaleza te enseñe, es la lección correcta en el momento correcto. Es posible que antes de que seas capaz de reconocer las distintas indicaciones, guías y mensajes que se te presenten, tengas que practicar mucho. Sé paciente y mantén tu mente abierta. Cuanto más confíes en que es real, mayor será el aprendizaje.

Si por casualidad ves o escuchas algo tres veces seguidas, préstale una atención especial. Mientras corría una carrera, me encontré tres veces con un tipo de babosa conocida como babosa banana. La tercera vez, aunque la velocidad a la que corría era intensa, me detuve para observar a la babosa banana que se había interpuesto en mi camino, y no pude evitar cogerla y apartarla del camino por el que otras personas pasarían después y probablemente la aplastarían. Entonces, me di cuenta de algo, y es que, una vez más, la Madre Tierra me estaba mandando una señal para que disminuyese mi velocidad. Tenía tanta prisa en ese momento que tuvo que ser la babosa banana la que se pusiese en mi camino para que pudiese observar el divino ritmo de su vida. Sobra decir que aún a día de hoy sigo esforzándome para reducir la marcha de la vida y suelo necesitar señales que me recuerden que debo dedicarme tiempo.

ESCUCHA EL MENSAJE QUE LA TIERRA QUIERE DARTE

Más allá de la presencia y el amor, la salud y la conexión con la Tierra y con uno mismo que el bosque te ofrece, hay otros regalos que aguardan tu llegada; particularmente, el apoyo que necesitas para emprender el viaje hacia tu interior, para conocer tu misión y propósito en la vida, y para gozar de cierta claridad mental para conocer por qué has nacido en este planeta en este preciso instante. Nos adentramos en el bosque con una serie de intenciones en mente, mientras que la Naturaleza nos ofrece las suyas propias.

Mientras camina por el bosque, recuerda que hay algo presente en ese instante y en ese lugar que quiere trabajar por y para ti —ya sea una piedra, una hoja, una rama o una piña caída de un árbol. Sentirás la llamada de un elemento en concreto. Quizá seas capaz de verlo de reojo o puede que se presente porque un rayo de luz lo alumbre y lo haga brillar de tal forma que no puedas obviar que está ahí. Cuando encuentres este objeto, pregúntale: «¿Eres tú mi *huaca*?». *Huaca* es una palabra de origen quechua que se utiliza para designar a los objetos sagrados. Si la respuesta es afirmativa, pregúntale muy educadamente si puedes llevarlo contigo y deja una ofrenda en ese lugar como, por ejemplo, pétalos de flores u hojas de tabaco. Si sientes que no te responde, pídele que te muestre otro objeto con el que puedas trabajar.

Conocí esta práctica tan poderosa en uno de mis viajes al Bosque Hoh, también conocido como Selva Lluviosa Hoh o Bosque Templado, junto a Llyn Cedar Roberts, que aprendió esta técnica cuando vivía en Sudamérica gracias al pueblo chamán. Cada vez que compartimos esta práctica a lo largo del tiempo y del espacio, adopta un significado sutilmente nuevo, incorporándosele un valor diferente. La práctica, en su esencia más pura, proviene de la tierra. Tanto si decides experimentarla por ti mismo como si decides hacerlo un grupo, habrás tomado una buena decisión. A través de la naturaleza exterior, emprenderás un viaje hacia tu naturaleza interior.

Cuanto mayor sea la frecuencia con la que la practiques, más fácil te parecerá, y surgirá el desdoblamiento de la realidad que solías conocer, expandiéndose a algo mucho más trascendental.

1. Localiza tu *huaca* en el bosque.
2. Busca un lugar en el que te resulte cómodo tumbarte y extiende un paño o una manta sobre la tierra; o túmbate directamente sobre ella.
3. Coloca el *huaca* sobre tu cuerpo. Será tu cuerpo el que, de manera natural, te haga saber dónde debes posar el *huaca*; puede ser sobre tu vientre, o quizá sea en tu frente o encima de tu pecho, a la altura del corazón.
4. Cierra tus ojos y trata de relajarte. Realiza unas cuantas respiraciones profundas, hasta que el oxígeno alcance tu estómago y siente cómo todo tu ser descarga su peso sobre la tierra.
5. Ahora, visualiza en tu mente un lugar que se encuentre en la naturaleza y que tenga un significado especial para ti. Cuando lo encuentres, observa lo que hay alrededor.
6. Presta atención a lo que ves, a lo que escuchas, al tacto de aquello que tocas con tus manos y a lo que hueles. Si tu lugar es en la playa, quizá notes cómo el olor del mar te impregna, y quizá escuches el romper de las olas en la orilla. Si estás en el campo, es posible que percibas el suave olor que tiene la hierba, y probablemente sientas cómo los rayos del sol inciden sobre tu cuerpo y acarician levemente tu cara. Puede que estés alrededor de una hoguera, bajo un cielo estrellado en el que puedes sentir la inmensidad del Universo.
7. Observa quién te acompaña en ese instante. Pregúntale a este ser si es tu *huaca*. Si lo es, comienza una conversación. Hazle una pregunta. Si te dice que, por el contrario, no lo es, pídele que te lleve hasta tu *huaca*.
8. Mira con detenimiento a tu *huaca*. ¿Qué aspectos característicos tiene? Pídele consejo. Permítele que te acompañe a un viaje a través de los elementos. ¿Conoces a otros seres? ¿Viajas a terrenos desconocidos?
9. Cuando así lo sientas, da las gracias a tu *huaca* por el trabajo en conjunto y despídete de él. Vuelve al punto inicial desde el que partiste. Dedícale un momento a estar presente.

10. Pon el foco durante unos instantes en volver a tu respiración y a conectar de nuevo con el entorno. Entonces, abre los ojos lentamente y vuelve a la posición inicial en la que estabas al inicio; sentado.
11. ¿Qué imágenes han venido a tu mente durante la práctica? ¿Qué sensaciones has experimentado? ¿Qué mensajes te ha hecho llegar tu *huaca*? Comparte con otros todo aquello que has experimentado si así lo sientes, o si lo prefieres, anótalo en tu cuaderno. Puede que hayas visualizado algunos símbolos que, con el paso del tiempo, cobrarán significado, o que, a esos mismos símbolos comienzan a tener sentido al coincidir con otros mensajes que surjan a medida que continúas el viaje. Tómate el tiempo que consideres para reconstruir este viaje como una fusión entre dos mundos.

En cuanto a la *huaca* con la que has emprendido este viaje se refiere, probablemente haya ocasiones en las que quiera acompañarte y seguir presente en tu vida, y habrá otras en las que considere que ha cumplido con su propósito en tu viaje y puedes entonces devolverla a su lugar en la tierra. Sabrás con certeza si debes llevarla contigo a casa y colocarla en un lugar especial en el que puedas honrarla, o si por el contrario debes dejarla de nuevo en la naturaleza. Decidas lo que decidas, agradécele toda la sabiduría y apoyo que te ha brindado.

Ya que la mayoría de nosotros no estamos acostumbrados a hacer uso de nuestra capacidad imaginativa, es posible tu crítico interior se interponga en el camino. Cuando te sientas con la capacidad suficiente para dejar a un lado tus dudas y tu escepticismo, podrás viajar a otro reino, en el que tu actual estado de conciencia adulterado por tu juez interior te traiga fuerza y sabiduría del mundo espiritual para así poder sanarte y tomar impulso para avanzar el viaje de la vida. Este viaje al que continuamente hacemos referencia es uno de los elementos distintivos de la cultura chamánica. Se considera una herramienta útil para alcanzar la sanación, para desarrollar nuestro crecimiento espiritual, para abordar aspectos psicológicos de la vida y, al mismo tiempo, se considera una valiosa fuente de información de la que aprender continuamente. Todos y cada uno de nosotros podemos emprender este viaje. No se necesita ninguna capacidad especial más allá de la habilidad de soltar lo que ya no nos sirve y confiar en lo que vendrá.

DESCUBRE TU PROPIA MEDICINA

Todo aquello que nace de la naturaleza tiene su propio propósito, su razón de ser que le da sentido a la red de la vida. De la misma manera que los distintos tipos de plantas brotan de la tierra para ofrecer sus poderes curativos, todos pertenecemos a la Madre Tierra y tenemos un propósito en la vida. Cada uno de nosotros ofrece la medicina que tiene a su manera —una forma de sanación que se ha vuelto necesaria en estos tiempos. La tarea que la Tierra nos encomienda es descubrir cuál es nuestra propia medicina y ofrecérsela al resto del mundo.

La medicina que puedas proporcionar, aunque sea única y exclusivamente tuya, es probable que no se asemeje a ningún puesto de trabajo que puedas ofrecer a nadie, sino que esté más relacionada con una mezcla de tus deseos más profundos, tus habilidades y talento oculto y las necesidades específicas de la Tierra en este momento. Tu medicina está siempre al servicio de algo más poderoso que tú mismo —de la gente, de las comunidades y de la Tierra.

Esta noción sobre la medicina no parte de mí, y tampoco es una concepción especialmente innovadora. Se ha ido transmitiendo de generación en generación gracias a los guardianes de la sabiduría. En la tradición de los Lakota, procedentes de Norte América, los más ancianos y sabios de la comunidad envían a otros individuos a que emprendan una misión hacia la montaña en busca de una visión. Esos individuos, pasan gran parte de su tiempo en ayunas al tiempo que oran, y a cambio reciben visiones espirituales que los guían en cuanto al conocimiento sobre el rol que cada uno de ellos asume en la comunidad a la que pertenecen[4]. En este sentido, la llamada a la vida que cada uno de ellos experimenta, se considera una bendición para la comunidad en su conjunto.

En Japón, tener el sentido de *ikigai*, o razón de ser, se considera un elemento clave para poder vivir una vida larga, próspera y saludable[5]. Tener un ikigai implica tener un propósito más trascendental que incluso tú mismo; el *ikigai* es capaz de levantarte para enfrentarte a periodos que supongan un reto en tu vida y ante los que probablemente en algún momento desees rendirte, y, sin embargo, esta razón de ser te mantiene de pie para que sigas luchando.

En definitiva, tu propia medicina brota de la tierra. Cada bellota tiene el potencial de convertirse en un gran roble. Las semillas, diminutas y aparentemente insignificantes, contienen en su interior toda la información genética necesaria para que el roble crezca fuerte y sano. Parece que hablamos de una simple y llana bellota, pero detrás de esa imagen, hay una concepción mucho más inspiradora. Esta concepción que gira en torno a alcanzar nuestro potencial en esencia, más conocido como *entelequia*, sugiere que, siempre y cuando logremos obtener, metafóricamente, un suelo fértil y recibamos los nutrientes que necesitemos, cada uno de nosotros podrá evolucionar hasta transformarnos en la mejor y hasta ahora recóndita versión de nosotros mismos. Un roble no es capaz de alcanzar el máximo potencial por sí mismo —necesita energía que, en la práctica, proviene del sol y del agua, así como información de otros árboles. Además, el roble vive en una comunidad de árboles y de vida silvestre que lo rodean. Y así sucede con nosotros los humanos, nos apoyamos preferiblemente en nuestra familia, mentores, guías y comunidades. El roble se rinde ante el misterioso proceso de crecimiento en el que nace de una bellota que, sin que nada se interponga en su camino, ni prestar atención a otros árboles para ver cómo lo hacen, madura hasta convertirse en lo que hoy es, un inmenso árbol. Cuando sacamos de nuestra mente la idea de querer tener control sobre cada una de las etapas que comprenden nuestro viaje, nos abrimos a la posibilidad de lo que puede nacer desde cero.

Para descubrir cuál es tu medicina, simplemente pregúntate a ti mismo: «¿Qué ofrezco yo para sanar al resto del mundo?» «¿Cómo puedo servir y ayudar mejor a este mundo?». Abre paso a la Naturaleza para que te enseñe y trabaje por ti y en ti. Cuando surja una oportunidad, acéptala. Cuanto mayor sea tu disposición, más oportunidades nacerán, y más clara será tu visión en cuanto a la medicina que escondes dentro de ti.

Como la bellota, tu medicina brota a partir de una pequeña semilla. Las oportunidades son el único elemento que se contempla en este proceso en el que se incluyen algunos aspectos diferentes que pueden parecer inconexos o heterogéneos en comparación con el resto. Es posible que hayas sentido la necesidad de desarrollar tu lado más práctico en lugar de dar luz a tu lado creativo, bien porque tú mismo tengas esa creencia en tu mente o bien porque otros te hayan hecho creer tal cosa. Puede que haya partes de ti mismo de las que te sientas avergonzado o aspectos que te hagan sentir diferente a los demás y que desearías con todas tus fuerzas que desapareciesen de tu vida. Estas piezas que, como cualquier otra, componente tu vida, son especialmente importantes y merecen ser honradas. Recuérdate a ti mismo que tu ser ya está completo y no le falta nada más: que todas las piezas que lo componen encajan a la perfección, y confía en que el momento de descubrir cuál es la verdadera medicina que puedes ofrecer al mundo es en este preciso instante.

Puede que tengas una ligera idea sobre tu propia medicina o quizá no tengas ni la menor idea sobre ella. A menudo, la medicina que ofrecemos es la misma que necesitamos. Las dificultades se convierten en oportunidades. La sabiduría, la fuerza y la valentía que nos invade al sanarnos a nosotros mismos se vuelve la herramienta más poderosa que podemos ofrecerle al mundo. Tenemos que comprometernos a sanar nuestras propias heridas antes de ofrecer la medicina que poseemos para curar a otros.

Quizá no te nazcan las palabras exactas que describan la medicina que tú mismo ofreces —no es algo que brote en la mente, sino que surge de lo más profundo de tu interior. Deja de tener la necesidad continua de saberlo. El mismo medicamento que hoy le ofreces al mundo puede cambiar con el paso del tiempo y a medida que evolucionas. Solo se trata de ser consciente de que lo que ofreces tiene un poder sanador —puede ser a través del arte, de la música, de la escritura, de la enseñanza, del diálogo, sirviendo de guía o cualquier otra opción que brinde sanación al resto del mundo— y en cada ocasión que regales un poco de ese poder, estarás sirviendo al mundo. Como seres humanos que viven en este planeta y en este momento exacto, alcanzamos la forma más elevada de nuestro ser al servir al mundo. Estamos aquí para devolver la vida a la tierra.

Desde el momento en el que pones un pie en el bosque con la convicción de emprender un nuevo viaje, haces de él un camino exclusivo y salvaje que no se asemeja al de nadie más. La naturaleza comienza a sanarte a medida que tú te sientes más unido a ella y más relajado contigo mismo, desde un estado presente y saludable y con una inspiración que marcará el camino que acabas de comenzar. Es posible que descubras tu sentido de pertenencia a la tierra tras muchos años en los que has sentido que, aunque buscases siempre la manera de encajar, jamás conseguías ser parte de los grupos o los roles impuestos por la sociedad.

Es probable que tu intención inicial al llegar al bosque fuese encontrar un poco de calma en él, recobrar energía y seguir con la rutina del día a día. No obstante, cuantas más veces vuelvas al bosque y más profundo te adentres en él, más profunda será la manera en la que te adentras a tu alma salvaje. Empezarás a conocer a otras personas que, como tú, están en su propio camino hacia el descubrimiento; pueden brindarte apoyo y tú ofrecerles el tuyo. Posiblemente, algunos de ellos te ofrecerán una medicina que se asemeje en gran parte a la tuya, pero confía en que entre sí hay alguna diferencia que las hace únicas y especiales.

Haz uso de las prácticas que se especifican en este libro a medida que empiezas a descubrir tu propia medicina. Regala la sabiduría que recibes. Comparte y enseña lo que sabes antes de que te sientas totalmente preparado para ello —al compartir todo aquello que has descubierto por ti mismo, conduces a otras personas a alcanzar su propia sanación y conocer su propia medicina. No importa que cometas errores. Cuanto más practiques, más consciente serás de que lo que compartes nace desde la verdad, pues no estarás tratando de memorizar cada una de las palabras de cualquier libro relacionado con el asunto en cuestión. La verdad surge de tu experiencia vital; es tan real, pura y bruta que te sentirás incluso vulnerable al compartirla con el resto. Puede que la simple idea de exponerte ante los demás y desnudarte por dentro te produzca una sensación de miedo y temor, aun así, atrévete a hacerlo, porque tú mismo vas más allá de lo que tu ego te pide —estás conectado a la Naturaleza en este momento y te comprometes a servir al bien más elevado sin importar lo que eso implique.

«Antes del despertar, nuestro gozo es usar las cosas de esta tierra; después de la gracia del despertar, nuestro gozo es servir a las cosas de esta tierra. Con el crecimiento de la sabiduría, nuestra vida se vuelve cada vez más un acto creativo, un acto de servicio».

JACK KORNFIELD, *After the Ecstasy, the Laundry*

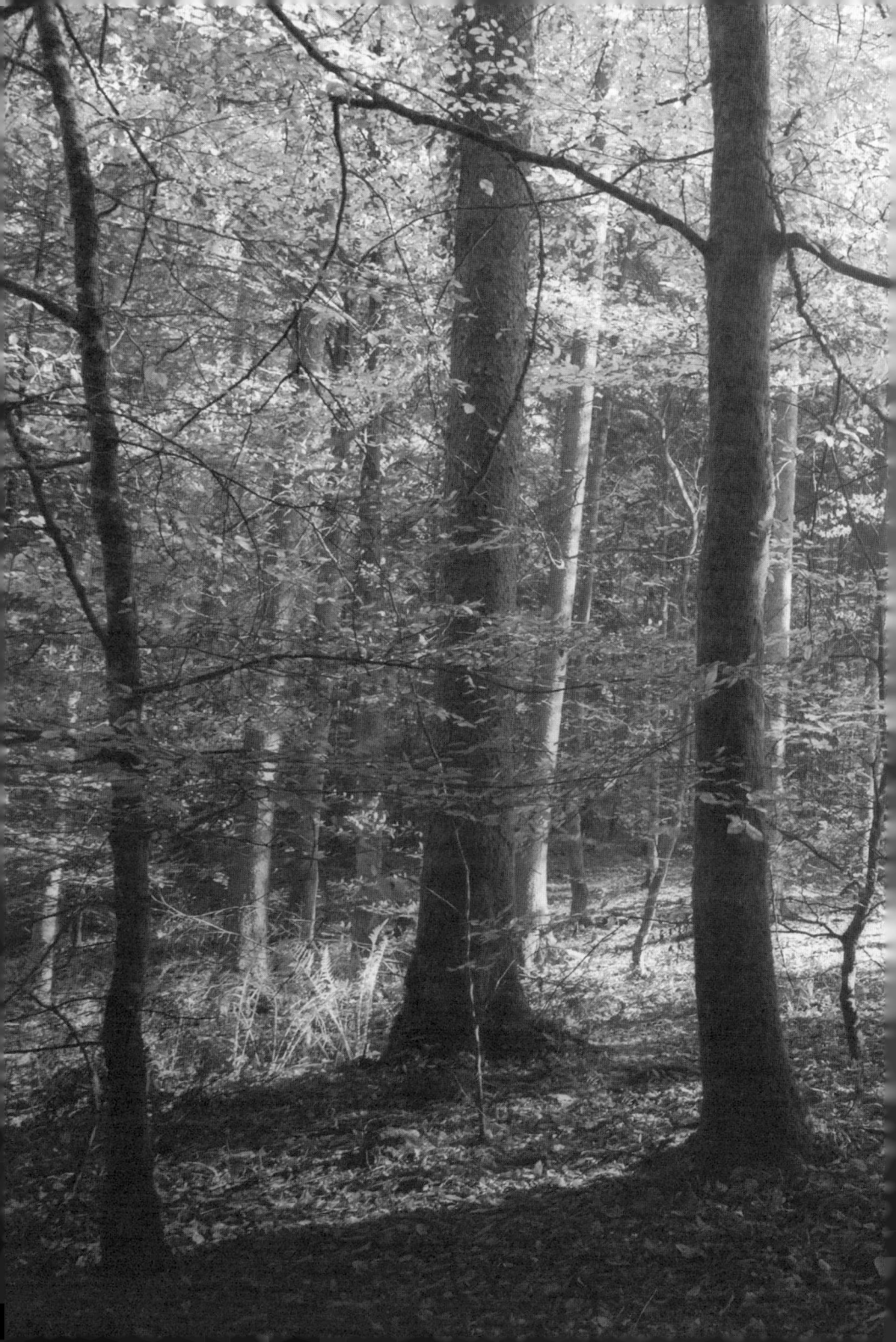

PARTE 6

REGRESA DE VUELTA A CASA CON EL ELIXIR EN TU INTERIOR

La manera en la que cierras tu ritual de baño de bosque es tan importante como la forma en la que comienzas la práctica. Has viajado a otro mundo, a otra especie distinta de reino al que habitas, así que tómate el tiempo necesario para cerrar la puerta y vuelve de nuevo a tu entorno habitual agradecido y consciente de la experiencia que acabas de vivenciar. Aquí te muestro algunas pautas que pueden servirte de ayuda para salir, literal y físicamente del bosque, llevándote contigo la experiencia en el corazón.

Con esto no se pretende establecer una línea divisoria entre el baño de bosque y la vida cotidiana que acostumbramos a llevar; no tiene nada que ver con la huida hacia lo salvaje tratando de escapar de algo en concreto. En su lugar, la concepción a la que nos referimos gira en torno a la intención de integrar la filosofía del bosque en tu vida cotidiana y crear una nueva forma de ser. Este proceso requiere tiempo. Sé amable contigo mismo y con el resto y serás capaz de ver cómo todo sucede en efecto dominó; cuanta más gente se conecta a la Naturaleza y comparte su aprendizaje con otras personas, la reconexión y la transformación se materializan mejor y dejan de ser una idea lejana e inalcanzable.

MUÉSTRALE TU GRATITUD AL BOSQUE

Ya expresaste tu agradecimiento al bosque mientras andabas el camino y también le regalaste ofrendas a lo largo del viaje. Ahora que el viaje ha terminado y estás a punto de desembarcar, dale las gracias de nuevo. Agradece el resguardo que te ha brindado, manteniéndote a salvo de cualquier peligro, por compartir su magia y sus poderes sanadores contigo por la inspiración y sabiduría que te ha brindado y que recibiste con amor, y por el espacio que guardó para ti para que te descubrieras a ti mismo. Entonces, dale las gracias de nuevo una vez más. Por su infinita paciencia, por su inmensa sabiduría y por su siempre cambiante belleza.

Agradece al bosque todas aquellas cosas por las que se le debería dar las gracias más a menudo —por su presencia, por enfrentarse a las adversidades, por su resiliencia y por mantenerse siempre en pie. Sé claro y conciso. Da las gracias a la tierra que pisas, al aire que respiras, a los pájaros, a los insectos, a las plantas y a cualquier otra cosa que venga a tu mente en ese instante. Sé agradecido con el bosque, el parque o el jardín trasero de casa que visitaste, y agradece a todos los bosques que existan, ya sea más cerca o más lejos. Deja que la gratitud te inunde desde lo más profundo de tu ser y no puedas evitar compartirla con los demás. La lista de cosas por las que mostrar tu agradecimiento podría no acabar nunca. La gratitud es una energía verdaderamente renovable.

Cuando nos quejamos de lo mal que nos va todo, creamos una vía de escape a través de la cual sale toda la energía positiva y nos invade la energía contaminante que nos agota. A largo plazo, lo que ocurre es que la fuerza se nos acaba, nos quedamos exhaustos y ni siquiera nos salen las palabras, o terminamos en un estado de pánico provocado por la ansiedad. Sin embargo, al dar las gracias al bosque, comenzamos a crear una energía llena de felicidad que nos eleva tanto a nosotros, como al resto de las personas que nos rodean y a la misma Tierra.

Lleva a la práctica esta forma de agradecimiento en todos los aspectos de tu vida. Cuando notes que empiezas a estar estresado o ansioso, comienza a hacer una lista en la que plasmes todas aquellas cosas por las que debes estar agradecido. En las épocas que supongan un gran reto para ti por difíciles que sean o en los momentos en los que sientas que la cima parece inalcanzable, o, sencillamente, estés en un atasco, haz de nuevo una lista con todas las cosas por las que debes dar las gracias. Cuando no consigas dormir, comienza a enumerar todas las cosas buenas, como lo harías al contar ovejas.

Practica la gratitud cada día y así quizá descubras que el sol brilla más, que los colores son más intensos, que los olores te parecen más exquisitos y que el mundo en general está lleno de más alegría. Al ser agradecido, tu bienestar mejora. La gente que da las gracias —y que lleva un cuaderno con sus propias listas de aspectos por los que ser agradecido con otras personas o que reconocen la abundancia en su vida— vive una vida más saludable y suele padecer menos enfermedades y dolencias. Estas personas tienen un sentido de la sensibilidad y de la empatía mayor que el resto y duermen, literalmente, de forma mucho más profunda[1].

Las ventajas que ofrece la práctica de gratitud son muy parecidas a los beneficios que conlleva estar en contacto con la Naturaleza, y no es fruto de la casualidad, sino que ambas están relacionadas entre sí. Estar en contacto con lo salvaje y expresar gratitud te colocan en el camino para lograr el bienestar personal. Reunir a ambos en una práctica en la que podamos mostrar gratitud a la Naturaleza y ser agradecido mientras en la propia naturaleza se profundizan los beneficios de ambos, se acerca a la sensación de estar montado en un cohete de bienestar. Salir de nuestra propia cabeza para sentir la naturaleza que está a nuestro alrededor hace de la gratitud nuestra manera de ser innata.

DEDICA TIEMPO A REFLEXIONAR

A estas alturas ya habrás bebido del elixir del bosque y emprendes tu camino de vuelta hacia la fina línea que separaba ambos mundos y la cual cruzaste para empezar tu viaje. Después de salir del bosque y antes de que arranques el motor del coche o te montes en él, dedica unos momentos a reflexionar. Puede que el aprendizaje que hayas obtenido suponga un gran avance en tu vida, o puede que lo que haya sucedido sea un cambio mucho más sutil. En ocasiones, los efectos del baño de bosque tardan un tiempo en manifestarse y hacerse notar. La reflexión de la experiencia es la clave para incorporar la sabiduría que has recibido de la naturaleza en la práctica de tu día a día. Se trata de un esfuerzo intencionado de sintetizar, abstraer y articular lecciones de gran valor[2].

Si has vivido la experiencia de manera individual, tómate unos minutos para escribir cualquier comentario que te nazca en referencia a lo que acabas de vivenciar, o cualquier mensaje que hayas sentido que la Naturaleza te enviaba mientras caminabas por el bosque. Siéntate encima de una piedra que sea cómoda o apóyate en el tronco de un árbol y pregúntate «¿Quién soy? ¿De dónde vengo? ¿Hacia dónde voy?» La naturaleza nos pone ante nuestros ojos el reflejo de lo que somos: ¿Qué ves exactamente? Algunas veces el agua está turbia y tienes que esperar con paciencia a que vuelva a estar limpia y clara. Habrá otras ocasiones en las que puedas ver exactamente quién eres y qué será lo próximo que se te encomendará y deberás asumir. En este espacio de tiempo en el que el nivel de conciencia se intensifica, puedes tomar nota de algunos aspectos a los que te gustaría alimentar y ponerles especial atención para que creciesen, así como aquellas cosas que desearías dejar ir. Aprovecha estos momentos tan valiosos para reflexionar sobre tu presencia en el mundo.

En el caso de estar en grupo localiza un espacio abierto en el cual podáis formar un círculo en el cual compartir vuestras experiencias. Usar una pieza de modo que cada vez que cualquiera de los partícipes tenga dicha pieza en sus manos, asuma que es su turno y pueda compartir su propia historia y su reflexión acerca de ella. Cada una de las historias de las personas que participen en la ronda te inspirará de una manera distinta; sin embargo, todas le darán un sentido más profundo a tu propia experiencia. Serán conscientes de lo que has echado de menos en tu experiencia, y puede que tengan algo que enseñarte al respecto, tanto como tú tienes que ofrecerles a ellos. Honra la experiencia de cada una de las personas, dándole el reconocimiento que merecen y espejando sus acciones. Deja que el silencio llene el espacio e invada el tiempo entre las experiencias de cada uno de los hablantes. Agradéceles que hayan compartido lo que sienten como verdadero en ese momento. El hecho de compartir de esta manera puede contribuir a darle sentido a alguna de las vivencias que hayas experimentado. Quizá tengas alguna pregunta que plantear sobre un animal, un árbol o una planta que has visto en el bosque. Si alguien hace una pregunta, hazle una pregunta de nuevo en lugar de darle la respuesta: «Bueno, ¿qué piensas tú al respecto?» Si no puedes responder, sencillamente contesta honestamente «No lo sé».

Hoy en día, al tener Internet al alcance de nuestra mano, nos hemos obsesionado con la idea de la necesidad imperiosa de tener respuestas inmediatas. Sin embargo, es más valioso abrazarse a lo místico. Las respuestas nos llevan por el camino equivocado en ocasiones. Decimos con total seguridad «Ah sí, eso es un laurel» y creemos saber todo acerca del árbol, y como consecuencia dejamos de alimentar la curiosidad por él. Pero, detrás de eso, hay muchas más cosas sobre todos los seres vivos presentes en la Tierra sobre lo que los humanos desconocemos. No se trata de saberlo todo, sino de abrirse a todo el misterio implícito. Haciendo una reflexión por y para ti mismo o en grupo, consigues integras las lecciones que el bosque te regala en tu vida.

«No aprendemos de la experiencia… aprendemos del reflejo de ella».

JOHN DEWEY

MANTÉN VIVA LA CONEXIÓN

«Antes de la iluminación, corta leña, lleva agua. Después de la iluminación, corta leña, lleva agua». En este proverbio tradicional zen, la idea principal es que, del mismo modo que llevas a cabo cualquier pequeñez, lo haces *todo*. No vas a estar en el bosque siempre, pero el verdadero esfuerzo se encuentra en la capacidad de extrapolar el honor, la paz y la conciencia que has cultivado mientras estabas en el bosque a todos los aspectos de tu día a día. Durante un baño de bosque de dos horas, puedes ser testigo de algunas experiencias que te brinden la oportunidad de conectar de una manera más profunda con el misterio de la vida. Una única experiencia es suficiente para transformarlo todo. Una vez que has creado el vínculo con la Tierra, puedes recuperar esa interconexión que os une en cualquier momento.

Incluso la simple acción de lavarte los dientes es una excelente oportunidad para dar las gracias a la Tierra por el agua. Cuando tomas un sobro de agua, estás relacionándote con cada uno de los elementos naturales. El astrofísico Neil deGrasse afirmó que «hay más moléculas de agua in un vaso de agua, que vasos de agua en todos los océanos del mundo». Lo que significa que algunas moléculas del agua que bebes antes pasaron por el riñón de Genghis Khan, Napoleón, Abraham Lincoln o cualquier otro personaje que haya formado parte de la historia y que tú mismo elijas»[3].

Rézale al agua que sale del grifo y que te permite beber de ella de la misma manera que le rezarías a un manantial. Tal y como explica Pat McCabe, activista de los Navajo y los Lakota, más conocida como «Woman Stands Shining» o «la mujer que brilla»: «Rezar al agua es beneficioso para ti, pues el rezo en sí se intensifica. Te consta que el agua se evapora para después llegar a las nubes. De igual modo, tus intenciones y tus palabras viajan a través de las nubes y tienen la capacidad de ir a donde decidan ir»[4]. Este tipo de actividades similares que acostumbras a hacer en tu día a día adquirirán un significado distinto una vez que tu conciencia sobre los baños de bosque se expanda.

Deja que la naturaleza se cuele en tu día a día. Diseña una rutina diaria basada principalmente en las prácticas que este libro te ofrece para así poder establecer una estrecha y profunda conexión con la Naturaleza, incluso en los días en los que no tengas tiempo suficiente para ir a dar un paseo por el bosque. Sé específico con la intención que fijes cada mañana al levantarte, antes incluso de mirar tu móvil. Respira con los árboles y conecta con el sol al empezar tu día. Derrama un poco del té de tu desayuno y conviértelo en una ofrenda para la Madre Tierra. Expresa tu gratitud antes de darle el primer bocado al desayuno.

Coloca los objetos que has recolectado durante tu baño de bosque —conchas, piñas, piedras y plumas— en tu mesa de estudio, en el coche o en diferentes lugares de tu casa para que no olvides que estás en contacto con la naturaleza. Observarlos con detenimiento o sostenerlos en la mano equivale a diez segundos de baño de bosque.

Si por casualidad empezases a sentir ansiedad, busca la conexión con el Universo. Aplica una gota de aceite esencial sobre tus muñecas y seguidamente realiza varias respiraciones profundas, enciende una vela y observa la llama, riega una planta o echa un vistazo a algunas fotos de la naturaleza. Camina para llevar tu atención a la respiración o cántale una canción a la tierra. Date un baño caliente mientras escuchas de fondo sonidos que te relajen. O sencillamente, coloca tus pies en el suelo y siéntate de forma que te rodeen y trata de visualizar la conexión con la Madre Tierra. En este proceso no se necesita demasiado, solo una pizca de naturaleza y un ligero cambio en tu perspectiva para que la situación que atraviesas en ese instante tenga capacidad de transformarse.

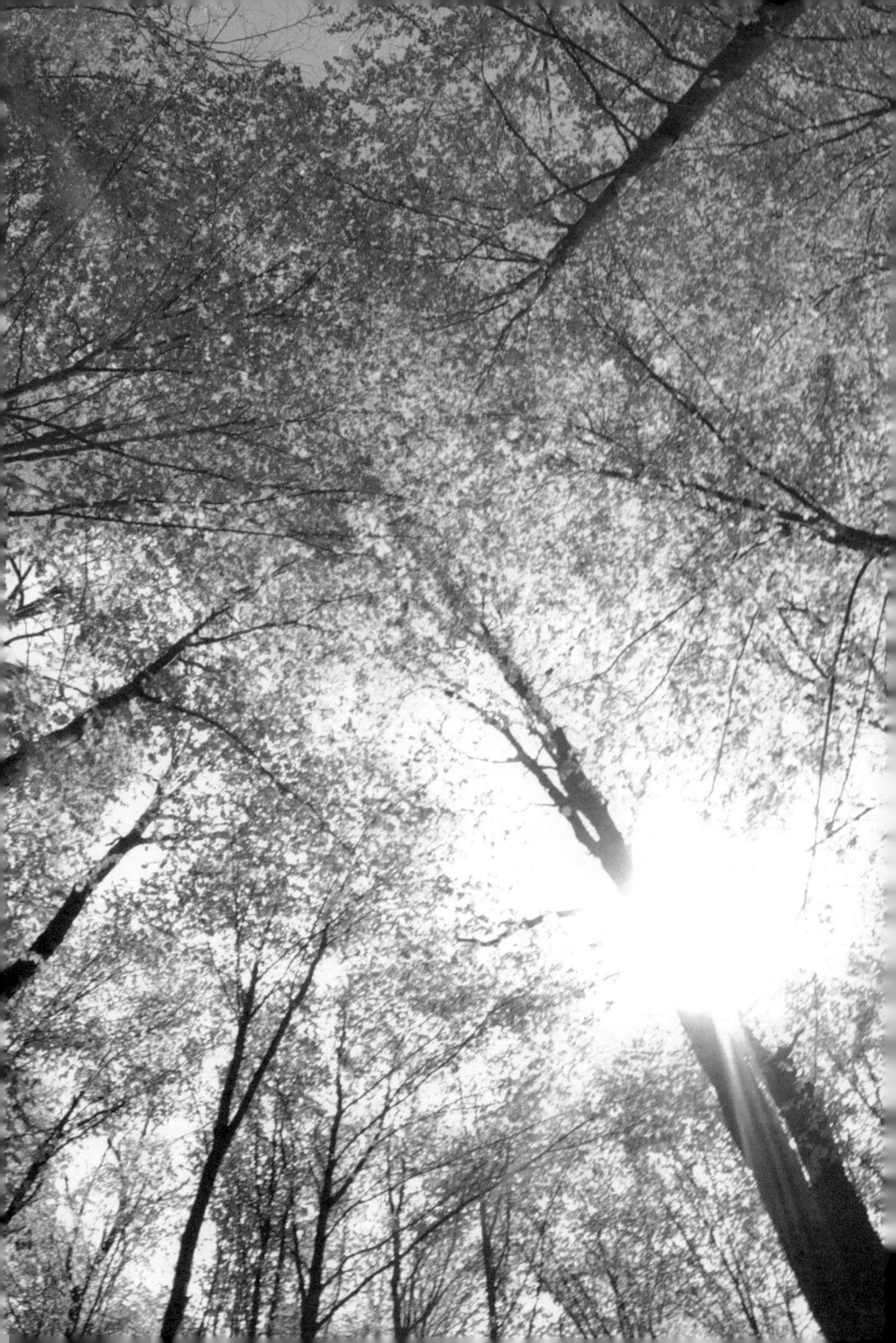

COMPARTE LOS NUTRIENTES

Cuando entendemos lo que sucede en el ecosistema, logramos una mayor comprensión sobre el rol que sostenemos en la red de la vida. La naturaleza está llena de constantes ejemplos de sistemas sostenibles que podemos reproducir y aplicar a nuestra vida cotidiana. Uno de los principios más básicos que podemos aprender del bosque es cómo compartir y apoyarnos los unos a los otros.

Los árboles están conectados entre sí a través de la capa interna de la tierra gracias los hongos micorrícicos. Este tipo de hongos conviven en simbiosis con las raíces de los árboles; hay una relación de dependencia entre sí para que ambos puedan sobrevivir.

Los árboles proveen a los hongos de fotosíntesis —los compuestos de glucosa que alimentan a los hongos— y a cambio, los hongos prolongan las raíces del Sistema propio de los árboles para que así los árboles extraigan los minerales necesarios del suelo. Los hongos también son el nexo de unión entre los sistemas radiculares de los grupos de árboles, lo que les permite compartir información y nutrientes entre sí a través de esta red subterránea. Este sistema está presente en la mayor parte del ecosistema, alrededor del 90 por ciento de las pantas se conectan entre sí de esta manera[5].

La relación que existe entre los árboles y los hongos micorrícicos fortalecen la inmunidad del bosque y supone un elemento muy útil en cuanto contribuye a la salud del ecosistema en su conjunto. Los árboles más longevos y arraigados a la tierra proporcionan los nutrientes necesarios a las plantaciones más recientes cuyas raíces no están tan fuertemente consolidadas a la tierra, de modo que se tornen vigorosas y crezcan con fuerza. Los árboles más grandes y longevos son una fuente de nutrición y sabios consejos en todos los sentidos.

Incluso entre aquellos árboles que no son de la misma especie, existe el intercambio de nutrientes; saben que la fuerza del bosque depende directamente de la fuerza de los árboles más débiles. Por ejemplo, en invierno, cuando los álamos se debilitan, las coníferas que hay cerca de ellos y que recobran fuerza en esta época, se encargan de repartir alimento para mantener a los más desfavorecidos en un estado saludable. Si los insectos atacan a un árbol en concreto y lo invaden, suponiendo una amenaza, se distribuyen una serie de elementos químicos a través de la red subterránea de hongos para advertir a otros árboles de un posible ataque, permitiéndoles de esta manera defenderse al cambiar la composición química de sus hojas[6].

Como último sacrificio en la vida de un árbol, en el proceso de su muerte, libera todos aquellos recursos que ya no le serán necesarios a la red de la vida para que otros árboles puedan obtener beneficio de los mismos. El final de la vida de un árbol no es más que el inicio de la vida de otro ser vivo. A medida que el proceso de descomposición acontece lentamente, el árbol se transforma en un abono nutritivo que contribuye al ciclo de la vida.

Y así sucede con el ser humano. Tenemos la capacidad de transformar el fin de una cosa en el comienzo de cualquier otra. Y utilizamos nuestra poderosa red vital para apoyarnos los unos a los otros. Podemos seguir conectados a la red de la vida incluso cuando no estamos presentes en el bosque y no podemos compartir nuestros nutrientes, recursos o información tal y como lo hacen los árboles. En este sentido, cooperamos y vivimos en sociedad y cooperación mutua. A medida que brindas tu amor y tu apoyo a otros seres, estás siendo el reflejo de una fuerza del Universo. Comparte la paz y la sabiduría que has recibido del bosque, o simplemente regálale tu tiempo y comparte tu energía con otras personas. Planta un árbol, experimenta el voluntariado, conversa con tus vecinos —hay muchas alternativas para compartir los nutrientes que recibes. Al igual que sucede con la relación simbólica entre los hongos y los árboles, el acto de dar y compartir es un beneficio recíproco.

DESIGNA UN ÁRBOL DE ORACIÓN

Elige un árbol que se encuentre en el vecindario o cerca de tu zona para que simbolice el centro de oración, a fin de poder incorporar la sabiduría que el bosque nos ofrece a la cotidianeidad de nuestro día a día. El árbol de la oración es un faro que guía tanto a la comunidad como a la tierra que está bajo tus pies y el cielo que está sobre ella. Puede que localices este árbol en tu misma calle, o quizá sea en la escuela o cerca de tu oficina de trabajo. Puede que esté escondido o a la vista. Probablemente se trate de un sauce llorón o de un árbol mucho más joven.

Sé claro con tu intención al atribuirle a este árbol en concreto la función de árbol de la oración. Comparte tu gratitud de corazón con el árbol y siéntate debajo de él a medida que expresas aquello que deseas con fuerza para ti mismo, para tu comunidad y para la vida en general. Al bendecir al árbol de un modo que sientas que tiene un verdadero significado, no olvides que el árbol es un ser viviente que recibe tus oraciones y que, al hacerlo, comienza a trabajar de la mano del Universo para manifestar tus deseos más profundos.

El acto de elegir árboles de oración, a veces denominados árboles de paz o árboles de deseos, tiene su origen en diversas tradiciones de todo el mundo[7]:
- En las ruinas de un antiguo templo situado en Göbekli Tepe, al sureste de Turquía, la gente vista el árbol de los deseos, una longeva morera que crece en lo más alto de ese lugar. Los creyentes hacen ofrendas al árbol sagrado para que sus deseos se hagan realidad.
- En el bosque encantado, o Fairy Forest, situado en Fort Williams, al que la gente llega de todas partes del mundo para dejar sus cartas, dibujos, oraciones y ofrendas para alcanzar la sanación personal y del propio planeta en sí.

- Cada Año Nuevo Chino la gente visita el conocido árbol de banyan situado en Lam Tsuen, en Hong Kong, con el propósito de escribir sus deseos en trozos de papel coloridos para posteriormente colgarlos en el árbol.
- En Siberia, existe una concepción sagrada acerca de la visión de los árboles como puentes entre el cielo y la tierra. Tradicionalmente, los árboles de oración suelen ser enebros, aunque puede ser cualquier tipo de árbol de hoja perenne.

Invita a tus vecinos, compañeros y amigos a colgar cintas de colores en las ramas del árbol. No aprietes demasiado las cintas, y deja el espacio suficiente para que el árbol crezca con normalidad. Anima a las personas a que sean creativas y, por ejemplo, tejan, creen sus propias manualidades o hagan de su propia pieza de oración una pieza de ganchillo. Trata de convertir el árbol en un símbolo de unión y alrededor del cual podáis reuniros y compartir lo que hay dentro de vosotros.

Una vez le hayas demostrado al resto de personas que un árbol cualquiera puede ser un símbolo sagrado, es posible que otros empiecen a atribuirle a todos los árboles un carácter sagrado. Así, pasas a ser una pieza fundamental de nuestro viaje con la sociedad hacia la reconexión. Al ser el conducto a través del cual pasa el conocimiento del bosque para hacérselo llegar a tu comunidad, logras una reconexión mucho más profunda e inspiras a otras personas de tu alrededor a observar el mundo con otra mirada.

Quizá a simple vista no parezca un gran cambio; sin embargo, hay ciertas ocasiones en las que no se necesita un giro brusco para que el curso de la vida de cualquier persona sea diferente a lo que solía ser antes de ello.

HONRA AL CRECIMIENTO ANTIGUO

Los árboles nos llaman a todos. Al estar en silencio, podrás escuchar tu llamada. Puede que parezca poco práctico al principio, y, además, requiere de mucha fuerza interior y valentía responder a la llamada de la Naturaleza.

Los bosques más antiguos —aquellos que no han sufrido grandes cambios que van en contra del proceso natural, como la tala de árboles— me han llamado. Estos árboles son los que más sabiduría albergan[8]. Es en estos bosques que no han sufrido ninguna alteración sustancial donde podemos descubrir nuestra verdadera naturaleza. Estos árboles también nos piden a gritos nuestra protección, ya que las grandes empresas, hambrientas por tener acceso al petróleo, y a la madera, ponen en peligro su existencia[9]. En lugar de ver la riqueza de estos árboles, ven una fuente con la que generar ingresos, obviando su verdadero valor.

A nuestro alrededor podemos encontrar árboles longevos. Aún a día de hoy podemos encontrar algunas zonas de bosques antiguos en el planeta que conservan la clave de toda la vida en la Tierra. Al salvarlos, nos salvamos a nosotros mismos. Su medicina será la cura de nuestra alimentación. Su habilidad para influir en las mareas o en los patrones que siguen las estaciones del año salvará el planeta. Y su naturaleza, desenfrenada y que brota a raudales sanará nuestras almas.

Los bosques más longevos almacenan en su interior información genética y son el hogar de muchas especies desconocidas hasta el momento, y, además, albergan una sabiduría e inteligencia que por el momento no alcanzamos a comprender. Existen pociones mágicas, especies, medicinas y curiosidades que aguardan con impaciencia a ser descubiertas.

Tan solo el 15 por ciento de estos bosques longevos, que un día cubrieron la superficie terrestre al completo, permanecen intactos.[10] El resto de los bosques originales del planeta han sido talados, degradados o segmentados.

Se necesitan en torno a quinientos años al menos como mínimo que un bosque se considere de crecimiento antiguo. En comparación con la extensa historia universal, el genocidio sistémico de los bosques de crecimiento antiguo ha tenido lugar de forma repentina. Comenzó con la introducción de la agricultura hace doce mil años, pero gran parte de la deforestación se ha producido en el último siglo —incluso en los últimos años.

La primera vez que escuché la llamada visité los longevos árboles Kauri en la Isla Norte de Nueva Zelanda. Aunque esto suponía emprender un largo viaje a través del océano, simplemente no pude contenerme y dejar pasar esta oportunidad. Tenía que estar entre estos seres gigantes, aunque no sabía muy bien la razón por la que sentía la necesidad de hacerlo. Te Matua Ngahere («padre del bosque» en maorí) es un árbol kauri (*Agathis australis*) de más de tres mil años de antigüedad que habita en el bosque de Waipoa. La experiencia del baño de bosque entre seres tan ancestrales supone la entrada a mundo lleno de misticismo, una experiencia completamente surrealista.

Poco después de regresar de aquel encuentro con los árboles Kauri, me enteré de que, como parte del proyecto de la «familia de los árboles antiguos» de Nueva Zelanda, el árbol más alto de Nueva Zelanda, *Täne Mahuta*, contaría con una nueva «hermana árbol», *Jomon Sugi*, en Japón. Este antiguo cedro japonés reside en la isla de Yakushima. Sabía que debía darle la merecida bienvenida a Jomon Sugi durante mi estancia en Japón. Desde Kioto, cogí un tren, después un avión, tomé un taxi y me monté en un ferry hasta llegar a la isla de Yakushima. El vaje no había acabado ahí: posteriormente, cogí un autobús, hice autostop y caminé a pie un total de once kilómetros hasta llegar al árbol. Cuando estaba allí, comprendí que no era el hecho de ver aquel árbol en ese preciso instante lo que importaba, sino el camino que había recorrido hasta llegar allí.

Justo antes de coger el vuelo para ver a Jomon Sugi cuando, por primera vez, hablé con la escritora Llyn Cedar Roberts. Su libro, *Speaking with*

Nature: Awakening to the Deep Wisdom of the Earth, el cual había escrito en colaboración con la autora Sandra Ingerman, me había cautivado por completo. Llyn vivía en el Bosque Hoh de Washington (al que ya he hecho referencia previamente), mientras escribía el libro cuya historia me había enamorado, y a raíz de su lectura supe de corazón que tenía que visitar en algún momento el Bosque Hoh, el bosque templado lluvioso más extenso del mundo. Le pedí consejo sobre mi próxima visita a ese lugar, y su predisposición y amabilidad para hablar me sorprendió muy gratamente.

El día después de llegar a Jomon Sugi, recibí un mensaje de voz de Llyn de once minutos. Se dio cuenta de que su destino era reunirse conmigo en el bosque Hoh, y que el equinoccio otoñal era la ocasión perfecta. Entonces, ella supo que el Hoh no estaba conectando entre sí con algún propósito divino que no alcanzábamos a predecir. Teníamos que presentarnos para ello en ese punto exacto y desde la más plena integridad. Y así lo hicimos. Llyn compartió sus prácticas sagradas, su hogar especial y la sabiduría que había recibido tras treinta intensos años de trabajo.

Desde el preciso instante en el que me marché del Bosque Hoh, nada ha vuelto a ser igual. Antes de que esto sucediera, podría haberme cuestionado cosas como «¿Cómo puedo saber si un árbol me está llamando de verdad?». Sin embargo, ahora confío plenamente en la sabiduría del desarrollo. Cada vez que sigo mi instinto e intuición, que me dice que visite un bosque antiguo, siento el impulso que me empuja a mi viaje interior, al gran desarrollo de mi propia vida.

No es demasiado tarde. Ha llegado el momento de honrar a los bosques antiguos que aún subsisten y conservan su esencia. Sostenlos cerca de tu corazón, guárdalos en lo más profundo de tu ser. Reza por ellos. Muéstrales tu más sincero respeto. Trátalos como a los ancianos de tu propia familia. Siente la conexión que os une en tu corazón. No es posible salvar la Tierra si antes no hemos hecho lo mismo con nosotros mismos. Ahora es el momento de salvarnos de los sueños destructivos para despertar y descubrir la magia que nos rodea.

SANA EL PLANETA

Ahora que lo has comprobado y puedes verlo desde otra perspectiva, no olvides que el momento adecuado para la sanación es ahora. El ser humano ha vivido durante siglos en continuo estado de distracción y una conducta de consumismo, y tuvimos que alcanzar el punto más álgido de no retorno para que la transformación tuviese lugar. Nos hemos desalineado de nosotros mismos, y al hacerlo, nos hemos desalineado de la Tierra. Es tiempo de volver a recuperar nuestro ser verdadero y de hacerlo en relación con los demás. Ese es el verdadero propósito del baño de bosque.

Todos los datos y hechos que constatan los beneficios del contacto con la naturaleza son solo un impulso más que nos anima y empuja a adentrarnos en el bosque, donde podremos descubrir nuestro ser más verdadero.

Necesitamos tiempo y espacio para la búsqueda de nuestro «yo» interior: para encontrarnos a nosotros mismos. En el bosque desempolvamos nuestra capacidad de amar, de ser valientes y de dar vida a nuestra creatividad.

A medida que despiertes al amor, también despertarás el sentimiento de dolor y de pánico. Forma parte del mismo proceso —el amor y el miedo son dos caras de la misma moneda. Dedícate tiempo a ti mismo, sin nada más a tu alrededor que tu mera presencia, pero pasa también parte de tu tiempo con más gente, pues, al estar juntos, logramos experimentar lo universal de nuestros sentimientos y compartimos todo el dolor y la pena que sentimos por el estado en el que se encuentra el planeta en este momento. Está bien sentir dolor y llorar a medida que las emociones te recorren por completo; es un proceso natural en el que le abrimos nuestro corazón de par en par a la Madre Tierra.

Y después llegará el sufrimiento, la aflicción. Utilízalo como si de un fertilizante se tratase, a partir del cual puedas crear vida. Haz algo, haz cualquier cosa que esté a tu alcance, como reunir a una comunidad de personas, vecinos, amigos...con los que puedas trabajar en conjunto, haz limpieza, planta un árbol, ofrécete como voluntario, lleva a la gente al bosque para que vivan la experiencia. Al involucrarte en la sanación del planeta, conectas con tu inteligencia natural, al tiempo que lo haces con tu comunidad y con toda la tierra en su conjunto.

Únete al movimiento más grande de la historia humana; un periodo de restauración y regeneración que cambiará todos los ámbitos de nuestras vidas. Es la era en la que el ser humano aprende de la naturaleza y vive en armonía con todo lo que le rodea. Es imposible saber con exactitud cuántas organizaciones se dedican por completo a ayudar y servir al planeta, pero deben existir millones de estas repartidas por el mundo. Este movimiento desafía toda definición: aquí no existen líderes ni manifiestos. Este movimiento ambiental global contribuye asimismo a la justicia social y a la labor humanitaria. Es un profundo despertar que emana de la Tierra y que se manifiesta a través de cada uno de nosotros.

No te preocupes por hacer todo lo que puedas y no dejar de intentarlo. Solo cuando la tarea que se nos encomienda es de un carácter tan complejo que incluso llega a agobiarnos, cuando nace la ansiedad, el miedo o la paralización al toparnos de frente con la adversidad. Recuerda cuidarte, mirar por ti mismo, amarte y disfrutar del milagro de la existencia de cada ser viviente. El cambio de dirección, rumbo a una sociedad que aboga y sustenta la vida está expandiéndose y manifestándose de innumerables formas. Los sabios nativos e indígenas, que durante mucho tiempo han guardado su secreto vital, están compartiendo sus enseñanzas de vida originales para aprender a convivir con nosotros mismos y a través de nosotros.

Todos los curanderos, chamanes y artistas que se encuentran entre nosotros, están experimentando el acercamiento como muestra de gratitud, expresándola al compartir con nosotros sus dones. Como dice el jefe espiritual Oren Lyons, «Nos encomendaron dos cosas [refiriéndose a nuestros antepasados]: lo primero es que fuésemos agradecidos, por lo que así son nuestras ceremonias, giran en torno a la gratitud: son ceremonias de acción de gracias. Construimos naciones alrededor de esta concepción, y tú puedes hacerlo también. Lo segundo que se nos dijo fue que disfrutásemos al máximo de la vida»[11]. Cuanto mayor sea tu alegría de vivir, mayor será la alineación que experimentes con las fuerzas de la vida.

Por otra parte, tanto científicos, como diseñadores e innovadores están desarrollando al mismo tiempo nuevas alternativas para generar energía, producir alimentos, fabricar ropa, vivir en la tierra e incluso medir el nivel de riqueza. Algunas de estas aproximaciones se remontan a las antiguas prácticas de las que nuestros antepasados tradicionalmente hacían uso.

Incluso los políticos y aquellos responsables de la toma de decisiones dentro de este ámbito han empezado a incorporar las creencias indígenas a las leyes y a otorgar una serie de derechos a la Naturaleza:

- El Parlamento de Nueva Zelanda declaró que el tercer río más importante del país, el Whanganui, posee los mismos derechos legales que una persona, convirtiéndose en el primer río del mundo en ser considerado como una entidad viviente. La aprobación de esta ley pone fin a una campaña de más de 140 años de duración que se llevó a cabo por parte de los colectivos indígenas. Los maoríes creen que el bienestar del río está asociado directamente con el bienestar de la gente[12].
- Ecuador reformuló su constitución en 2008 para otorgar a la Naturaleza «el derecho a existir, persistir, mantener y regenerar sus ciclos vitales»[13].
- Bolivia aprobó en 2010 la Ley de los Derechos de la Madre Tierra, que otorga a la naturaleza los mismos derechos que al hombre. El proyecto de la nueva ley alude a la Pachamama como un ser vivo: «La Madre Tierra es un sistema vivo dinámico que comprende una comunidad inseparable y unívoca de todos los sistemas y organismos vivos, interrelacionados, interdependientes y complementarios, que comparten un mismo destino»[14].

Los derechos de la Tierra son derechos humanos, pues no hay humanos capaces de evolucionar cuando no vivimos en armonía con el entorno. Nosotros, los humanos, somos los cuidadores de la Tierra, los que la protegen y los que la restauran y la tratan de reconstruir cuando algo no va bien. Algunos de nosotros siempre hemos tenido esta fiel creencia, y otros, simplemente estamos en el proceso de despertar de conciencia, recordando algo que siempre ha estado en nuestro corazón. Más allá de la ansiedad, del estrés, del miedo y de la desesperación, habita la esperanza y la alegría y hay una enorme oportunidad que no podemos perder. Descúbrelo por ti mismo. Lo sabrás cuando te adentres en el bosque.

NOTAS

PARTE 1: INICIA EL VIAJE HACIA LA RECONEXIÓN

1. Targun and Rosenthal, «Seasonal Affective Dirsorder», *Psychiatry* (*Edgmont*) 5 (mayo 2008): 31-33

2. Linnie Marsh Wolfe, ed. *John of the Mountains: The Unpublished Journals of John Muir* (Madison, WI The University of Wisconsin Press, 1938):313.

3. Deborah Needleman, «The Rise of Modern Ikebana», *New York Times* (noviembre, 2017) www.nytimes.com/2017/11/06/t-magazine/ikebana-japanese-flower.art.html.

4. En el marco de un estudio de 2009 sobre los efectos terapéuticos de los baños de bosque (véase : www.ncbi.nlm.nih.gov/pmc/articles/PMC2793341).

5. Sarah Sekula, «Forest Bathing: A Walk in the Woods», *Orlando Magazine* (agosto 2017), www.orlandomagazine.com/Orlando-Magazine/Agosto-2017/Forest-Bathing-A-Walk-in-the woods.

6. «An Interview with Forest Medicine and Shinrin Yoku Researcher Dr. Qing Li», *Hiking Research* (noviembre 23, 2012), hikingresearch.wordpress.com/2012/11/23/an-interview-with-forest-medicine-and-shinrin-yoku-researcher-dr-qing-li.

7. www.nami.org/Learn-More/Mental-Health_By-the-Numbers.

8. Véase E. J. Mundell, «Rise in Child Chronic Illness Could Swamp Health Care», *ABC News* (marzo 23, 2018), abcnews.go.com/Health/Healthday/story?id=4507708

9. «The Growing Crisis of Chronic Disease in the United States», Partnership on Chronic Disease, www.fightchronicdisease.org.sites/default/files/docs/GrowingCrisisofChronicDiseaseintheUSfactsheet_81009.pdf.

10. Marco Lambertini, «Our Planet Is at Breaking Point But It's Not Too Late to Save It», *World Economic Forum* (enero 5, 2017), www.weforum.org/agenda/2017/01/our-planet-is-at-breaking-point-but-is-not-too-late-to-save-it/.

11. Aportación de Joanna Macy sobre el guerrero Shambala, una leyenda Tibetana, para Awakin.org (8 de julio de 2002), www.awakin.org/read/view.php?tid=236.
12. Para leer el ensayo de Eisenstein, véase charleseisenstein.net/essays/the-thre-seeds.

PARTE 2: ESCUCHA LA LLAMADA DEL BOSQUE

1. C. Nautiyal, et al., «Medicinal Smoke Reduces Airborne Bacteria», *Journal of Ethnopharmacology* (diciembre 3, 2007), www.greenmedinfo.com/article/medicinal-smoke-can-completely-eliminate-diverse-plant-and-human-pathogenic-bacteria-air; and A. Mohagheghzadeh et al., «Medicinal Smokes», *Journal of Ethnopharmacology* (noviembre 24, 2006) www.greenmedinfo.com/article/medicinal-smoke-may-have-broad-range-therapeutic-applications-and-benefits.
2. Véase Marlyn Wei, MD, «5 Ways Stress Hurts Your Body, and What To Do About It», *Psychology Today* (Mayo7, 2015), www.psychologytoday.com/us/blog/urban-survival/201505/5-ways-stress-hurts-your-body-and-what-do-about-it.
3. Florence Williams, «How Just 15 Minutes of Nature Can Make you Happier, *Time* (febrero 7, 2017), time.com/4662650/nature-happiness-stress.
4. Véase Michael Winnick, «Putting a Finger on Our Phone Obssession: Mobile Touches: A Study on Humans and Their Tech», *dscout (junio 16, 2016), blog.dscout.com.mobile-touches.*
5. *Drake Baer, «Why Data God Jeffrey Hammerbacher Left Facebook to Found Cloudera», Fast Company Magazine (abril 18, 2013). wwwfastcompany.co./3008436/ why-data-god-jeffrey-hammerbacher-left-facebook-found-cloudera.*
6. Linda Stone, en su artículo del blog del 24 de noviembre de 2014, «Are You Breathing? Do You Have Email Apnea?» (lindastone.net/2014/11/24/are-you-breathing-do-you-have-email-apnea.

PARTE 3: ATRAVIESA EL UMBRAL

1. Clinton Ober, Stephen Sinatra, and Martin Zucker, *Earthing: The Most Important Health Discovery Ever!* (Laguna Beach, CA, Basic Health Publications, 2014).
2. Esta cita de John Burroughs es del artículo «Mother Earth», que se publicó en *Putnam's Monthly & the Critic*, en octubre de 1906.
3. Para más información, véase «How Much Son Is Good for Our Health?» en www.sciencedaily.com/release/2017/03/170308083938.htm

PARTE 4. MUÉVETE A TRAVÉS DE INVITACIONES

1. Esta cita es de *Conversations of Goethe with Johann Peter Eckermann*, publicado originalmente en 1836.
2. Hans Gelter, «Friluftsliv: The Scandinavian Philosophy of Outdoor Life», *Canadian Journal of Environmental Education* 5 (verano 2007):77.
3. R. H. Ulrich, «View Through a Window May Influence Recovery from Surgery», *Sciense* (abril 27, 1984):420-21.
4. Lauren F. Friedman and Kevin Loria, «11 Scientific Reasons You Should Be Sepending more time Outside», *Business Insider* (abril 22, 2016), www.businessinsider.com/scientific-benefits-of-nature-outdoors-2016-4.
5. «Nature. Beauty. Gratitude», lectura mencionada por Louie Schwartzberg en *TEDxSF* www.ted.com/talks/louie_schwartzberg_nature_beauty_gratitude?language=en.
6. Lara Franco, Danielle Shanahan, y Richard Fuller, «A Review of the Benefits of Nautre Experiences: More than Meets the Eye», *International Journal of Environmental Research and Public Health* (agosto 2017):864
7. Sandra T. Weber y Eve Heuberger, «The Impact of Natural Odors on Affective States in Humans», *Chemical Senses* 33 (junio 1, 2008):441-47 academic.oup.com/chemse/article/33/5/441/411550.
8. Bahman Aghaie *et al.*, en «Effect of Nature-Based Sound Therapy on Agitation and Anxiety in Coronary Artery Bypass Graft Patients During the Weaning of Mechanical Ventilation: A Randomises Clinical Trial», *Inernational Journey of Nursing Studies* (abril 2014):526-38

9. S.O. Kim and B. Shelby, «Effects of Soundscapes on Perceived Crowding and Encounter Norms», *Environmental Management* (julio2011):89-97.

10. «Get Touchy Feely with Plants: Gently Rubbing Them with Your Fingers Can Make Tem Less Susceptible to Disease,» *ScienceDaily* (septiembre 12, 2013), www.sciencedaily.com/releases/2013/09/130912203053.htm

11. Juyoung Lee *et al.*, «Nature Therapy and Preventive Medicine», eb *Public Health: Social and Behavioral Health*, ed. Prof. Jay Maddock (2012), www.intechopen.com/books/public-health-social-and-behavioral-health/nature-therapy-and-preventive-medicine.

12. Diana Beresford-Kroeger, «How Trees Can Heal Us», www.treesisters.org/2017-10-04-18-28-09/blog/79-wild-hope-for-a-new-humanity/554-how-trees-can-heal-us.

13. Zoë Schlanger, «Dirt Has a Microbiome, and I May Double as an Antidepressant», *Quartz*, (mayo30, 2017), qz.com/993258/dirt-has-a-microbiome-and-it-may-double-as-an-antidepressant/.

14. Helen Thompson, «Early Exposure to Germs Has Lasting Benefits», *Nature* (marzo 22, 2012), www.nature.com/news/early-exposure-to-germs-has-lasting-benefits-1.10294

15. Paul K Pift, *et al.*, «Awe, the Small Self, and Prosocial Behavior», *Journal of Personality and Social Psychology* 108 (junio 2015): 883-99

16. Los investigadores Dacher Keltner y Jonathan Haidt definen el asombro como el estado emocional del ser que se sitúa entre los límites del placer y el miedo.

17. Brenda Bernstein, «The Power of Awe: 5 Proven Benefits to Experiencing Awe in Your Life», *Essay Expert*, theesayexpert.com/the-power-of-awe-5-proven-benefits-to-experiencing-awe-in-your-life.

18. Stuart Wolpert, «Putting Feelings into Words Produces Therapeutic Effects in the Brain; UCLA Neuroimaging Study Supports Ancient Buddhist Teachings», *UCLA Newsroom* (junio 21, 2017), newsroom.ucla.edu/releases/Putting-Feelings_into_Word_produces-8047

19. Juyoung Lee *et al.*

20. Ver «How a week of Camping Resets the Body Clock», *Conversation* (abril 1, 2013). theconversation.com/how-a-week-of-camping-resets-the-body-clock-16557.

21. Ralph Waldo Emerson, *Nature and Selectec Essays* (Nueva York: Penguin Classics, 2016), 25-82.

22. De hecho, según Diana Beresford-Kroeger, el 60 por ciento de todos los medicamentos en el mundo, incluyendo aquellos que forman la base de los productos farmacéuticos modernos, provienen del bosque, y muchas plantas ofrecen curas que aún no conocemos. Esta es otra razón por la que es tan importante mantener la biodiversidad en nuestros bosques, que albergan una cantidad infinita de curas para las enfermedades humanas.
23. Esta anotación es de una entrevista de William Gibson por David Wallace-Wells. Ver «William Gibson: The Art of Fiction N° 211», *Paris Review* (verano 2011), www.theparisreview.org/interviews/6089/william-gibson-the-art-of-fiction-no-211-william-gibson.
24. Drake Baer, «How Dali, Einstein, and Aristole Perfected the Power Nap», *FastCompany Magazine* (diciembre 10, 2013), www.fastcompany.com3023078/how-dali-einstein-and-aristole-perfected-the-power-nap.
25. Francesca Gino, «Why Rituals Work», *Scientific American* (mayo14, 2013), www.scientificamerican.com/article/why-rituals-work.

PARTE 5. BUSCA TU VERDADERA NATURALEZA

1. Ver Swami *et al.*, «Self-Esteem Mediates the Relationship Between Connectedness to Nature and Body Appreciation in Women, but Not Men», *Body Image* 16 (marzo 2016): 41-44.
2. Arjun Walla, «Nothing Is Solid & Everything Is Energy: Scientists Explain the World of Quantum Physics», *Collective Evolution* (septiembre 27, 2014). www.colective-evolution.com/2014/09/27/this-is-the-world-of-quantum-physics-nothing-is-solid-and-everything-is-energy.
3. Steve Taylor, «The Power of Nature: Ecotherapy and Awakening», *Psychology Today* (abril 28, 2012), www.psychologytoday.com/blog/out/the/darkness/201124/the-power-nature-ecotherapy-and awakening.
4. Myke Johnson, «Wanting to be Indian; When Spiritual Turns into Cultural Thef», *Unsettling American: Decolonization in Theory & Practice* (septiembre 20, 2011), unsettlingamerica.wordpress.com/2011/09/20/wanting-to-be-indian.
5. Véase «Is this Japanese concept the secret to a long, happy, meaningful life? *World Economic Forum* (agosto 9, 2017), www.weforum.org/agenda/2017/08is-this-japanese-concept-the-secret-to-a-long-life/.

PARTE 6. REGRESA DE VUELTA A CASA CON EL ELIXIR EN TU INTERIOR

1. Amy Morin, «7 Scientfically Proven Benefits of Gratitude», *Psychology Today* (abril 3, 2015), www.psychologytoday.com/blog/what-mentally-strong-people-dont-do-201504/7-scientifically-proven-benefits-gratitude.
2. John Dewey dijo en es te libro *How We Think*, «We do not learn from experience... we lear from reflecting on experience». (Boston, MA, D.C. Heath and Co. [1933]: 78.
3. «Neil deGrasse Tyson's Top Ten Favorite Facts About the Universe», *Washington Post* (diciembre 16, 2007), www.washingtonpost.com/wp-dyn/content/article/2007/12/14/AR2007121400571.html?noredirect=on.
4. Pat McCabe, «Wild Hope for a New Humanity», interview by Clare Dubois, TreeSisters (noviembre 2017), www.soundcloud.com/treesisters/patmccabe-woman-stands-shining-wild-hope-for-a-new-humanity-series.
5. «Do We Underestimate the Power of Plants and Trees?» *BBC News* (noviembre 20, 2015), www.bbc.com/news/science-environment-34849374.
6. Jocelyn Mercado, «The Incredible Hidden Life of Trees», Pachamama Alliance (marzo 16, 2016), www.pachamama.org/blog/the-incredible-hidden-life-of-trees.
7. Sandra Ingerman, «How to Create a Prayer Tree in Your Local Community», *Huffington Post* (noviembre 16, 2011), www.huffingtonpost.com/entry/community-prayer-tree_b_1091710.html.
8. «What Is an Old-Growth Forest?» *Oregon Wild* (2014), www.oregonwild.org/oregon_forest/old_growth_protection/what-is-an-old-growth-forest.
9. Estudio del Servicio Forestal de los Estados Unidos (www.fs.fed.us/pnw/pubs/pnw_rb197.pdf), according to the World Wildlife Federation (www.worldwildlife.org/threats/deforestation).
10. P. Potapov, *et al.*, «The Last Frontiers of Wilderness: Tracking Loss of Intact Forest Landscapes from 2000 to 2013» *Science Advances* (2017):3:e1600821, http://www.intactforest.org
11. Melisssa K. Nelson, ed., *Original Instructions: Indigenous Teachings for a Sustainable Future* (Rochester, VT:Bear & Company, 2008).

12. «New Zeland River Legally Granted Same Rights as Humans», *Yale Environment* (marzo 16, 2017), e360.yale.edu/digest/new-zealand-river-legally-granted-same-rights-as-humans.
13. «Ecuador Adopts Rights of Nature in Constitution», Rights of Nature, therightsofnature.org/ecuador-rights.
14. Véase «Law of Mother Earth, The Right of a Planet: A Vision from Bolivia», World Future Fund, www.worldfuturefund.org/Projects/Indicators/motherearthbolivia.html.

AGRADECIMIENTOS

Quiero dar las gracias de corazón a la Pachamama y a todas aquellas personas que me han apoyado, no solo para embarcarme en este viaje, sino por llegar hasta el final. Puede que en ocasiones el hecho de escribir un libro se perciba como una meta hasta la que llegas solo, pero incluso en los momentos de soledad, en los que escribía desde una fría cabaña situada en West Marin, me sentía arropada por este proyecto.

A mi familia, la que siempre está ahí: Mark Plevin, Amy Plevin y Rebecca Plevin. Gracias por creer en mí cuando ni siquiera yo era capaz de hacerlo. Gracias por ser mi primer editor, mi musa más preciada y mi mejor amigo al mismo tiempo. Y, cómo no, a mi perro Milo, por ser el mejor compañero de trabajo que he tenido en mi camino.

A cada uno de mis abuelos, y en especial, a mi difunto abuelo Gerald Plevin, que fue profesor de inglés de secundaria y alimentó, desde muy pequeña, mi pasión por la literatura fantástica.

Quiero agradecer a mis mentores, que aparecieron como por arte de magia cuando me adentré en el bosque: a Llyn Cedar Roberts, por compartir su hogar sagrado y su infinita sabiduría conmigo. A Mark Morey, por cuidar de su fuego, y enseñarme cómo no dejar que el mío se apague. Alena Eckelmann y Tateishi Kosho: gracias, desde lo más profundo de mi corazón, por abrirme el vuestro, y por vuestra dedicación plena al camino hacia En no Gyōja. A M. Amos Clifford por seguir sus sueños de la Tierra, con ella y para ella: gracias por traer el baño de bosque hasta Norte América.

No me olvido de Ten Speed Press, un increíble equipo de mujeres conectadas con la naturaleza: Ashley Pierce y Kara Plikaitis: gracias de corazón, pero en especial, quiero agradecer a Kelly Snowden, por su firme visión en relación al proyecto de este libro, incluso antes de llegar a conocernos.

Y a todos aquellos con los que me he cruzado a lo largo de este viaje —no habría llegado aquí sin vuestro apoyo.

Gracias, mil gracias queridos amigos, musas, maestros, compañeros que, al igual que yo, no dejan de soñar, y a toda mi comunidad de Bay Area y alrededores.

También a Spencer Arnold, por animarme a ser mi propia guía en mi primera experiencia con el baño de bosque; a Kristine Arth, por darle una forma gráfica a todas y cada una de las ideas salvajes que rondan por mi mente, y sobre todo, por hacerme reír siempre, y a Lauren Magrisso, a quien conocí mientras estuve en Thoreau durante mi estancia; en Stinson Beach: por darme cobijo y tener un plato de comida sobre su mesa para mí cuando lo necesitaba. Gracias a todos los que componen el Forest Bathing Club, y a cada una de las personas que me ha acompañado a lo largo del baño de bosque.

Gracias infinitas a los árboles —a los que se mantienen en pie y a los que hoy tienen una segunda vida en forma de instrumentos musicales, hogares, muebles y páginas de libros. Son ellos los artífices de todo lo que hoy se escribe sobre el papel y también de hacer posible que se compartan las ideas. Mi propósito es plantar tantos árboles como sea posible para así, y de una forma recíproca, poder compartir este libro, que es tan mío como suyo; y a todos vosotros os invito a hacer lo mismo.

«Si las mujeres recordasen que en algún momento cantamos con la misma lengua de las focas y volamos con las alas de los cisnes…que forjamos nuestros propios caminos a través del oscuro bosque, mientras creábamos una comunidad llena de habitantes… entonces, nos levantaremos arraigadas, como los árboles… solo entonces, las mujeres podrían salvarnos no solo a nosotros mismos sino al mundo entero».

SHARON BLACKIE, *If Women Rose Rooted*

ÍNDICE TEMÁTICO

A

Aceites esenciales, 27, 40, 88, 92
Aire, 18, 25, 27, 31, 35, 43, 45, 46,65, 73, 84, 89, 93, 102, 103, 104, 105, 112, 120, 148
Agua, 25, 27, 30, 31, 39, 40, 46, 58, 66, 69, 70, 73, 92, 93, 102, 103, 109, 114, 125, 143, 150, 152
  Energía del, 143
Agudeza mental, 88
Akiyama Tomohide, 26, 27
Amor, 25, 32, 33, 56, 64, 65, 70, 75, 109, 110, 119, 121, 123, 125, 128, 129, 130, 139, 148, 156, 161, 163
  Miedo y, 20, 22, 23, 38, 41, 49, 55, 61, 95, 130, 131, 145, 163, 164, 166, 170
  Propio, 11, 12, 23, 30, 38, 46, 64, 70, 77, 81, 82, 95, 98, 99, 100, 106, 109, 112, 119, 122, 124, 130, 142, 145, 155, 157
Árboles, 8,13, 19, 20, 22, 23, 26, 27, 33, 42, 45, 46, 48, 64, 65, 69, 71, 73, 75, 76, 84, 85, 88, 90, 91, 92, 93, 95, 102, 106, 107, 110, 113, 114, 121, 122, 125, 136, 143, 153, 155, 156, 157, 158, 159, 160, 176
  Como símbolo, 120, 135, 136, 141, 158
  Conectar con, 13, 17, 20, 22, 34, 51, 59, 60, 82, 100, 104, 112, 125, 129
  Conversar con, 22, 106
  Desconexión de, 8, 34, 41, 53, 123
  Energía de, 8, 23, 28, 35, 43, 47, 51, 60, 61, 64, 67, 69, 73, 74, 75, 76, 77, 78, 79, 82, 87, 93, 97, 98, 99, 104, 105, 106, 110, 112, 113, 114, 117, 120, 124, 129, 130, 143, 145, 148, 156, 165
  Interconexión con, 26, 114, 152
  Oración, 8, 9, 57, 64, 65, 67, 69, 74, 78, 107, 110, 115, 157, 158
  Reconectar, 8, 13, 17, 53, 100
  Reconexión, 17, 21, 23, 32, 37, 53, 63, 68, 81, 127, 147, 158, 167
Árboles de Paz, 157
Árbol de los deseos, 157
  Véase también: Árbol de oración, 9, 157
Aristóteles, 90, 106, 119
Asombro, 8, 34, 45, 95, 109, 170
  en el niño, 34

B

Bacterias presentes en el suelo, 93, 168
Baños de bosque, 13, 18, 20, 21, 60, 91, 152, 167
  Beneficios de, 8, 13, 25, 27, 28, 30, 42, 75, 85, 87, 88, 91, 92, 93, 95, 124, 125, 149, 152, 156, 163

Bienestar, 92
Como ceremonia 9, 35, 123, 124, 125, 164
Como forma de vida, 8, 34
Finalizar, 20
Historia de, 23, 26, 27, 71, 72, 106, 112
Prepararse para, 37
Ropa para, 39, 40, 42, 165
Seguridad y, 65, 104, 114, 151
Significado de, 11, 35, 39, 70, 92, 99, 123, 125, 136, 137, 139, 140, 141, 152, 157
Ubicación para, 12, 46
Viaje, 8, 11, 132, 17, 21, 23, 32, 34, 35, 37, 38. 39, 41, 42, 46, 48, 50, 57, 58, 63, 64, 81, 106, 119, 121, 122, 127, 135, 139, 140, 141, 143, 144, 147, 148, 150, 158, 160, 161, 167, 175
Vida moderna y, 25, 29, 66, 112
Volver al lado salvaje y, 26

Biofobia, 41
Bosques antiguos, 159, 161, 171
Budismo Shugendō, 57
Burke, Edmund, 137
Burroughs, John 169

C

Cabeza, alineación de 60
Cacao, 125
Calma, 18, 19, 67, 82, 87, 88,
 del cuerpo, 110
 en la naturaleza, 84, 87
 estado de, 88, 89, 98, 105
 en el bosque, 145
Contacto con la tierra, 67
 Véase, earthing.
Campbell, Joseph, 90
Caminar, 12, 13, 28, 46, 66, 67, 83, 90, 107, 117, 125, 129, 131,133, 137
 Descalzo, 66, 67
 En silencio, 83
 Respiración de los árboles, cantar a la tierra, 152
Ceremonias, 9, 35, 123, 124,125, 164
Cladoptosis, 96
Club de Baños de Bosque, 21
Corazón, 9, 13, 22, 23, 31, 32, 38, 58, 60, 70, 71, 73, 74, 75, 76, 78, 79, 82, 83, 107, 119, 125, 131, 132, 133,140, 147, 157, 161, 163, 165, 175
 Chacra, 22, 131
 Invita a tu corazón a seguirte, 132
 Reforzar, 131
Cortisol, 27, 28
Creatividad, 7, 9, 28, 95, 104, 117, 118, 119, 163
Comer, 41, 96, 112, 113, 114, 115
Comida, 89, 112, 113, 114, 115, 125, 176
Compartir, 22, 23, 39, 40, 83, 104, 107, 110, 115, 145, f148, 150,151, 155, 156, 158, 164, 175, 176
Conversar con las plantas, 22

D

Dalí, Salvador 121, 171

ÍNDICE TEMÁTICO

Dejar ir, 124
Desconexión, 12, 32
  Como sanación, 28, 29, 87, 119, 141, 142, 144, 145, 157, 163, 164
  Importancia de, 65, 131
  Aprender de, 11, 13, 30, 33, 47, 49, 50, 54, 100, 107, 128, 130, 132, 135, 137, 141
  Mantener vínculo con, 11, 22, 26, 35, 89, 90, 100, 107, 109, 111, 123, 152
  Como espejo, 34, 121, 124, 135
  Derecho a, 12, 29, 30, 165
  Indicaciones de, 9, 135, 136, 137, 138
  Sabiduría, 22, 34, 46, 63, 83, 100, 102, 103, 106, 121, 122, 127, 132, 135, 136, 137, 141, 142, 144, 145, 148, 150, 156, 157, 159, 161, 175,
  Señales de, 9, 31, 131, 135, 136, 137, 138
  Véase también, Tierra; Universo.
Devolver a, 69, 141, 144
Dewey John, 151, 172
Diario, 38, 40, 56, 111

E

Earthing, 67
Ecoterapia, 129, 130
Eisenstein, Charles, 32, 168
Elementos, 27, 32, 40, 91, 100, 102, 104, 105, 119, 120, 124, 140, 141, 152, 156
  Conectar con, 20, 22, 34, 51, 59, 60, 104, 112, 125, 129,
  Cuatro, 102

Emerson, Ralph Waldo, 107, 171
Energía, 8, 23, 28, 31, 35, 43, 47, 51, 60, 61, 64, 67, 69, 73, 74, 75, 76, 77, 78, 79, 82, 87, 93, 97, 98, 99, 104, 105, 106, 110, 112, 113, 114, 117, 120, 124, 129, 130, 143, 145, 148, 156, 165
Entelequia, 143
Escuchar, 17, 26, 28, 29, 33, 54, 82, 107, 111, 113, 129, 133, 135, 159,
Esfuerzo, 117, 150, 152
  Crear con, 117

F

Felicidad, 88
Fitoncidas, 91, 92
Fractales, 8, 84, 85
Friedan, Betty 21
Friluftsliv, 35, 169
Fuego, 27, 42, 102, 104, 105, 175
Fuente de energía, 67
Fuerza femenina, 12

G

Gekkou Yoku, 60
Gibson, William, 120, 171
Goethe, Johann Wolfgang von, 85, 169
Goodall, Jane, 111
Gratitud, 9, 64, 69, 70, 100, 115, 148, 149, 153, 157, 164
Gusto, sentido del, 89

H

Hacia arriba, mirada, 95
Haiku, 8, 25, 26, 118
Hākuturi, 72
Hammerbacher, Jeffrey, 53, 168
Harrod Buhner, Stephen, 132
Hierbas, quemar, 42, 43
Huaca 139, 140, 141

I

Ikebana, 26, 118, 167
Ikigai, 142
Indicaciones, 9, 135, 136, 137, 138
Ingerman, Sandra, 161
Intenciones, fijar, 25, 43, 48, 57, 58, 59, 139, 152
Interser, 64
Invitaciones, moverse a través de, 81, 169
Iones negativos, 28, 43, 91, 92, 93

J

Jomon Sugi, 160, 161

K

Kawase, Toshiro, 26
Kornfield, Jack, 59, 145

L

Li, Qing, 28, 167
Liberar emociones, 50
Llamada de los árboles, sentido de, 90
Lluvia, 42, 65
    efectos de la, 111
    jugar bajo la la, 103
Lugar Sagrado, 81, 109, 110, 111
Luna, baño de, 58, 60, 98, 100, 124
Lyons, Oren, jefe espiritual, 30, 164

M

Ma, 82
Macy, Joanna, 31, 168
Madre Naturaleza, 135, 138
Madre Tierra, 10, 12, 22, 25, 32, 33, 35, 38, 39, 42, 64, 69, 70, 71, 102, 103, 111, 115, 119, 127, 128, 130, 138, 142, 153, 163, 165
Mandelbrot, Benoit, 84
Marca Siberiana, 122
Maya, calendario, 32, 59
McCabe, Pat, 152, 172
Medicina, descubrir, 9, 18, 28, 29, 113, 114, 142, 143, 144, 145, 159
Micorrícico, 155
Muir, John, 25, 167

N

Naturaleza

Nhah Hanh, Thich, 64, 67
Nin, Anäis, 117
No esfuerzo, 120

O

Objetos sagrados, 42, 139
Ofrendas, entregar, 8, 22, 39, 40, 69, 70, 104, 148, 157
Oración 9, 57, 64, 65, 67, 69, 74, 78, 107, 110, 115, 157, 158
Ortega y Gassett, José, 54

P

Pena 45, 130, 163
Percepción directa, 132
Permiso, pedir, 8, 45, 47, 71, 72, 75, 113, 118
Pert, Candace, 50
Pinkola Estés, Clarissa, 11
Pollock, Jackson, 138
Potencial, ser consciente de 31, 82, 106, 122, 135, 143
Prana, 75
Presencia, practicar, 8, 11, 13, 22, 40, 55, 56, 64, 70, 83, 88, 110, 111, 114, 120, 122, 139, 148, 150, 163
Propio, amor, 11, 12, 13, 30, 38, 70, 77, 89, 98, 99, 109, 112, 119, 130, 142, 145, 176
Protección, 40, 41, 42, 64, 159
Psicoterrática, 18

Q

Qi, 75, 98
Qigong, 75
Quietud, 82

R

Rātā, 71, 72
RCP, *véase Respiración cardiopulmonar*
Reflexión, 9, 57, 83, 103, 105, 114, 124, 150, 151
Reiki chamánico, 73
Relajación, 27, 28, 41, 42, 51, 57, 84, 85, 87, 98, 101, 104, 105, 112, 120, 122, 135, 140, 144
Respiración, 13, 25, 41, 51, 54, 65, 73, 75, 76, 88, 91, 92, 99, 102, 103, 104, 140, 141, 148, 153
  Cardiopulmonar, 14
  De los árboles, 152
  Mejoría de salud, 91
  Ritmo natural de la, 99
  Soltar energía, 51
Ritmo, 8, 28, 31, 33, 53, 54, 58, 59, 73, 98, 99, 100, 101, 124, 137, 138
Rituales, 11, 13, 27, 29, 30, 47, 64, 70, 72, 123, 124, 125, 147
Roberts, Llyn Cedar, 73, 82, 122, 139, 160, 175
Ropa, 39, 40, 42
Roszak, Theodore, 130
Rumi, 79

S

Sabiduría, 22, 34, 46, 63, 83, 100, 102, 103, 106, 121, 122, 127, 132, 135, 136, 137, 141, 142, 144, 145, 148, 150, 156, 157, 159, 161, 175

Sanación, 28, 29, 87, 119, 141, 142, 144, 145, 157, 163, 164

Seguridad, 65, 104, 114

Salvaje, volver, a 13, 26, 32, 38, 42, 46, 50, 66, 99, 100, 118, 124, 128, 144, 145, 147, 149, 176

Schwartzberg, Louie, 87, 169

Selva lluviosa, 73

Sentidos, 26, 87, 90, 112, 132
   Oído, 88
   Olfato, 98
   Tacto, 98, 140
   Despertar, 26, 32, 35, 46, 88, 95, 120, 122, 129, 145, 161, 164
   Gusto, 89, 140
   Número de, 27
   Señales, 9, 11, 31, 131, 135, 136, 137, 138
   Vista, véase visión

Serotonina, producción de, 93

Siesta 9, 40, 120, 121

Silencio, 82
   Caminar en, 83

Sombras, 48, 49, 118

Shakti, 12, 75

Shambala, guerreros, 31, 168

Shinrin-yoku 8, 25, 26, 167

Steinbeck, John, 95

Sol,
   Calor del, 78
   Del amanecer, 98
   Energía del, **35, 73, 78, 143**
   Luz del, 48, 56, 69, 114, 132, 153
   Protección del, 40
   Para vivir, 77
   Para conectarse, 77
   Para los árboles, 102
   Saludo, 8, 35, 40, 48, 56, 67, 69, 73, 77, 78, 79, 98,102, 104, 105, 111, 114, 132, 140, 143, 149, 153

Sueños, 23, 25, 38, 67, 77, 90, 97, 98, 117, 120, 121, 161, 175

T

Tacto, sentido del, 89, 140

Tāne Mahuta, 71, 72, 160

Te Mahua Ngahere, 71, 160

Tecnología, desconectar 29, 53, 54, 99

Teléfonos móviles, apagar, 40, 53, 55, 85, 99

Temblores, 50

Thoreau, Henry David, 25, 176

Tierra

Tierra (como elemento), 27, 102, 103, 122

Tyson, Neil deGrasse, 61

Tzolk'in, 59

U

Umbral, atravesar, 8, 37, 63, 81, 124, 169
Universo, 11, 12, 20, 22, 26, 35, 57, 59, 60, 61, 64, 65, 73, 78, 79, 104, 117, 118, 130, 137, 140, 153, 156, 157
    Expansión de, 74, 118
    Tamaño de, 140
    Estudio de, 19, 28, 51, 67
    Véase también **Naturaleza**

V

Viajar, 100, 141
Visión, 12, 23, 60, 84, 87, 90, 95, 117, 120, 121, 122, 130, 142, 143, 158, 175

W

Wabi-sabi, 26
Watts, Alan, 60
Williams, Terry Tempest, 48

Y

Yamabushi, 26, 27, 57, 77
Yong Quan, 67

BIBLIOGRAFÍA RECOMENDADA

Annesley, Mike, y Nobel, Steve, *Meditación con mandalas para sanar el cuerpo. 30 ejercicios para mejorar la salud y el bienestar*, Edad, Madrid, 2018.

Burmeister, Alice y Monte, Tom, *El toque sanador. Cómo energizar cuerpo, mente y espíritu. La primera guía que enseña el Jin Shin Jyutsu, antiguo arte de curar*, Edaf, Madrid, 2013.

Cedar Roberts, Llyn, e Ingerman, Sandra, *Speaking with Nature. Awakening to the Deep Wisdom of the Earth*, version kindle.

Chopra, Deepak, *Meditaciones para el alma, Meditar con los ojos cerrados. Meditar con los ojos abiertos*, Edaf, Madrid, 2015.

Cowan, Eliot, *Plant Spirit Medicine,* Granite Publishing, Nueva York 2010

Dinicolantonio, James, Dr., y Fung, Jason, *The Longevity solution. Rediscovering CenturiesOld Secrets to a Healthy, Long Life*, Victory Belt Publishing, Las Vegas, 2019.

Herriott, Jody, y Herriott, Alain, *Transformación esencial. El toque cuántico. Una nueva forma de sanar y cambiar la realidad*, Edaf, Madrid, 2011.

Ingerman, Sandra, *Viaje chamánico. Guía de iniciación*, Edaf, Madrid, 2019.

Kabat-Zin, John: *Vivir con plenitud la crisis. Cómo utilizar la sabiuría del cuerpo y de la mente para enfrentarnos al estrés, al dolor y la enfermedad*, Kairós, Barcelona, 2016.

--, *Mindfulness para todos* (Libros I.-IV), Kairós, Barcelona, 2019.

Lavrijsen, Annette, *Shinrin.yoku. Sumergirse en el bosque. El arte japonés para vencer el estrés mediante la naturaleza*, versión kindle.

Li, Qing, doctor, *El poder del bosque. Shinrin-yoku. Cómo encontrar la felicidad y la salud a través de los árboles,* versión kindle

Requena, Yves: *Qi gong: gimnasia china para la salud y la longevidad*, Ed. La liebre de marzo, Barcelona, 2010.

Rovira, Francesc, *El método Ikigai*, Aguilar, Madrid, 2017.

Rovira, Francesc y García, Héctor, *Ikigai. Los secretos de Japón para una vida larga y feliz*, Urano, Barcelona, 2016.

DATOS DE INTERÉS

Para más información sobre Julia Plevin: www.juliaplevin.com
- The Forest Bathing Club
  www.forestbathing.club
  forestbathingclub@gmail.com

Organizaciones de interés a nivel internacional:
- Bioneers: https://bioneers.org
- Buckminster Fuller Institute: http://bfi.org
- Pachamama Alliance: https:// www.pachamama.org
- Shamanic Reiki Worlwide: http://www.shamanicreikiworldwide.com
- The Work That Reconnects: https://workthatreconnects.org
- Tree Sisters: https://www.treesisters.org
- 8 Shields: http://8shields.org

Para experiencias de terapias naturales en plena naturaleza, turismo rural y baños de bosque, o *shinrin yoku*, tanto para sesiones individuales como colectivos o grupos, recomendamos algunas direcciones interesantes que practican actividades y cursos:

- www.viajarsolo.com
  https://www.viajarsolo.com/banos-de-bosque-viajar-solo/
- www.turiby.com
- www.turismodebienestar.com
  https://turismodebienestar.com/los-5-mejores-lugares-en-espana-donde-hacer-banos-de-bosque-o-shinrin-yoku/
- www.mindfultraveldestinations.com
  https://mindfultraveldestinations.com/category/banos-de-bosque/

OTROS TÍTULOS DE LA COLECCIÓN

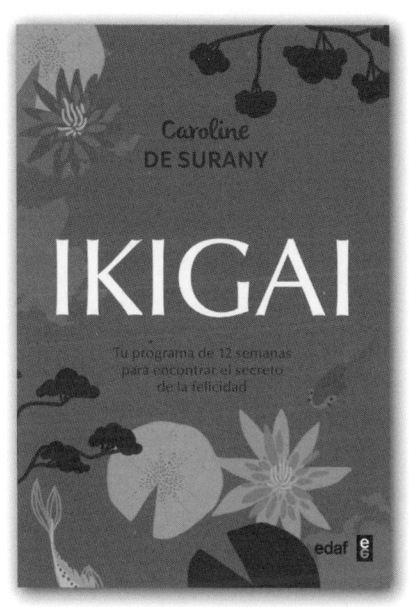

El ikigai es el secreto de los japoneses para vivir felices y con buena salud. Se traduce como la alegría de vivir y la razón de ser. El ikigai es la combinación de lo que nos produce placer, de aquello por lo que tenemos talento y de lo que nos proporciona el sentimiento de que nuestra vida tiene sentido; es la razón por la que te levantas cada mañana. Con este libro encontrarás tu ikigai.

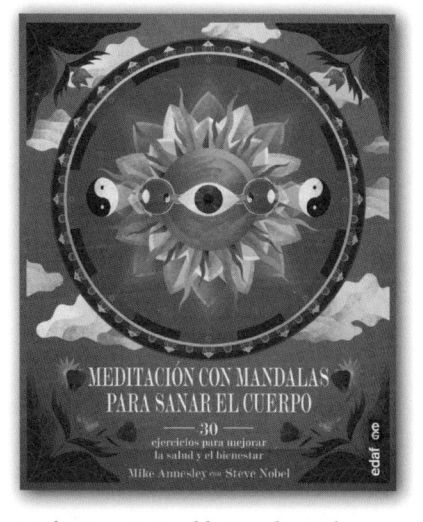

Meditar con estos dibujos, diseñados especialmente para este fin, nos permite acudir a nuestras propias fuentes de vitalidad para ayudarnos a restablecer la plenitud y el equilibrio de nuestro ser, al igual que tratar problemas específicos de salud, como dolores de cabeza, migrañas, rigidez en las articulaciones, cansancio, síntomas de ansiedad, dolores crónicos y molestias.